居家康复指导丛书

糖尿病居家康复指导

丛书主编　燕铁斌
主　　编　潘翠环
副 主 编　毛晓群　段滨红

电子工业出版社
Publishing House of Electronics Industry
北京·BEIJING

未经许可，不得以任何方式复制或抄袭本书之部分或全部内容。
版权所有，侵权必究。

图书在版编目（CIP）数据

糖尿病居家康复指导 / 潘翠环主编 .—北京：电子工业出版社 ,2020.1
（居家康复指导丛书）
ISBN 978-7-121-20614-6

Ⅰ . ①糖⋯ Ⅱ . ①潘⋯ Ⅲ . ①糖尿病－康复 Ⅳ . ① R587.109

中国版本图书馆 CIP 数据核字（2020）第 008610 号

责任编辑：汪信武
印　　刷：中国电影出版社印刷厂
装　　订：中国电影出版社印刷厂
出版发行：电子工业出版社
　　　　　北京市海淀区万寿路 173 信箱　　邮编：100036
开　　本：720×1000　　1/16　　印张：10.25　　字数：167 千字
版　　次：2020 年 1 月第 1 版
印　　次：2020 年 1 月第 1 次印刷
定　　价：78.00 元

凡所购买电子工业出版社图书有缺损问题，请向购买书店调换。若书店售缺，请与本社发行部联系，联系及邮购电话：（010）88254888，88258888。

质量投诉请发邮件至 zlts@phei.com.cn，盗版侵权举报请发邮件到 dbqq@phei.com.cn。

本书咨询联系方式：QQ 20236367。

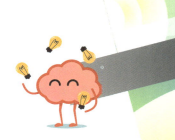

居家康复指导丛书

《糖尿病居家康复指导》编委会名单

主　编　潘翠环
副主编　毛晓群　段滨红
编　者　（按姓氏笔画排序）
　　　　于　瑞（广州医科大学附属第二医院）
　　　　毛晓群（中山大学孙逸仙纪念医院）
　　　　江　红（黑龙江省人民医院）
　　　　李永洁（中山大学孙逸仙纪念医院）
　　　　陈　兴（广州医科大学附属第二医院）
　　　　段滨红（黑龙江省人民医院）
　　　　宫雅南（广州医科大学附属第二医院）
　　　　黄　怡（广州医科大学附属第二医院）
　　　　缪　萍（广州医科大学附属第二医院）
　　　　潘翠环（广州医科大学附属第二医院）
秘　书　于　瑞
绘　图　卢忠仁

总 序

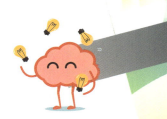

现代康复医学起源于20世纪40—50年代，那时的世界正处于动荡期，战争及其随后暴发的各类疾病给人类带来了巨大的伤害！即使医务人员全力救治，也只能留住患者的生命，大量生存者遗留了各种身心方面的功能障碍，严重影响了病、伤、残者的生活自理及其正常回归家庭和社会。因此，医疗先驱们在救治病伤员的同时，开始关注救治对象的功能恢复和改善，并积极尝试采用不同的治疗方法，以期最大限度地帮助患者正常回归家庭和社会。为此，催生了一门新的临床医学学科——康复医学（rehabilitation medicine）。

进入21世纪以来，随着全球经济的发展，国际康复医学进入了发展的"快车道"，与临床各学科相互渗透、融合，涉及几乎所有疾病的全过程，从发病早期就介入的重症康复，到疾病恢复期的社区康复和居家康复，以及生命终结期的康复（国内称之为"临终关怀"），可谓是全生命周期的覆盖了。

对比西医，中医康复的理念历史悠久。早在2000多年前的《黄帝内经》中就提出了今天神经康复领域中推崇的"阴阳平衡"理念；而《吕氏春秋》中提到的"流水不腐，户枢不蠹"的动静结合观点，更是对今天"生命在于运动"的完美诠释。但从理念和体系上与西方医学模式比较一致的现代康复，则起源于20世纪80年代中期。其里程碑标志是当时的卫生部要求在全国高等医学院校的临床医学专业中开设康复医学课程，普及现代康复医学知识。彼时，各类《康复医学》教材及书籍成为普及现代康复医学的最好载体。

进入21世纪后，特别是"十三五"以来，随着国内经济的发展、全民医疗的实现，以及慢性病、老年人口的增加，康复对象不断增多，康复市场不断拓展。而党和各级政府对康复的重视，进一步推动了国内康复的全面提速发展。此外，分级诊疗模式下的医院-社区-居家康复一体化的出现，使得康复理念已经开始从医院延伸到社区、家庭。患者及其家属越来越不满足传统的院内康复，渴望能了解康复、参与康复。因此，迫切需要一些能指导病、伤、残后康复的专业知识科普化的书籍。

为了适应当前急需了解康复知识的市场需求，在电子工业出版社有限公司的大力支持下，我们组织了国内一批从事临床康复的专家，编写了这套"居家康复指导丛书"。本套丛书的编写宗旨一是普及康复理念，让患者及其家属能比较容易地找到适合自己病情的康复方法；二是介绍一些常用的可以在社区及家庭开展的适宜康复技术，方便患者及其家属在社区和家庭开展自我康复。

本套丛书在内容编排上力求文字简洁，通俗易懂。为了方便家庭使用，每本书还尽可能配了一些简单易学的图；同时，采取的是一本书针对一种（类）疾病的居家康复，希望每一本书都能成为一个独立的家庭康复医生。

将专业人员容易理解的枯涩的专业知识转化为普通群众（病患者及其家属）易于理解，且在家中可以为其提供指导的科普康复书籍，并非容易之举！远较编写学术专著更难。本套丛书从选题到定稿历时2年，后续还将根据临床需要推出新的分册。丛书的读者对象主要为病、伤、残者及其家属，同时也可以作为社区医务人员了解康复的入门读物。

虽然各分册主编及全体参编专家竭尽所能用通俗易懂的语言来介绍专业知识及技术，但仍恐遗留不足，尚祈读者阅读时不吝赐教，以便再版时修订。

最后，感谢参加本套丛书编写的全体专家及工作人员为本套丛书的顺利出版所付出的辛勤劳动。

谨以此为序！

中山大学孙逸仙纪念医院

2019年5月

前　言

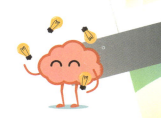

随着经济的高速发展和工业化进程的加速，人类健康面临的非传染性疾病威胁日益严重，其中糖尿病和随之而来的并发症更是危害健康的无情杀手，且糖尿病患病率增长之快更是令人咋舌，称其为洪水猛兽亦不夸张。糖尿病是一种常见的代谢性疾病，可以引起许多致命性的并发症。它可以促进动脉粥样硬化，进而促发冠心病、脑血管疾病及下肢血管供血不足；同时也可引起微血管病变。另外，糖尿病患者也容易并发各种感染。

目前，我国面临着糖尿病流行的严峻现状。今后 30 年内，糖尿病患者总数将会剧增，慢性并发症也会对人们的生活质量及生命构成严重威胁，这给我国糖尿病防治工作及社会经济会造成巨大的压力。因此，我们要掌握科学的糖尿病诊治知识和良好的居家自我管理方法，取得家庭支持，从而控制糖尿病急、慢性并发症的发生。

本书旨在给糖尿病患者及其家属介绍糖尿病医学专业基础知识和居家自我管理的血糖检测、饮食调控、运动及药物治疗，以及并发症的居家预防等相关知识，以提高糖尿病患者的生存质量和生活质量。

糖尿病及其慢性并发症的防控仍然是我们面临的巨大挑战，如何更科学有效地防治是患者及其家属以及广大医务工作者的重任，希望本书能给予读者更多的帮助。

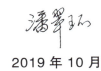

2019 年 10 月

目　录

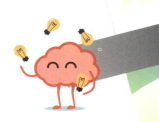

① 第一章　糖尿病概述
第一节　什么是糖尿病 ……………………………… 4
第二节　糖尿病的相关知识 …………………………… 5
一、病因 …………………………………………… 5
二、病理生理 ……………………………………… 9
三、发病机制 ……………………………………… 10
第三节　糖尿病的临床表现 …………………………… 18
一、糖尿病的典型临床表现 ……………………… 18
二、1 型糖尿病的注意事项 ……………………… 23

② 第二章　糖尿病的诊断与分型
一、糖尿病的诊断 ………………………………… 24
二、糖尿病的分型 ………………………………… 28

③ 第三章　糖尿病的治疗
第一节　药物治疗 ……………………………………… 33
一、口服降糖药物 ………………………………… 33
二、注射降糖药物 ………………………………… 38
三、糖尿病药物治疗的选择和注意事项 ………… 43
第二节　运动疗法 ……………………………………… 44
一、运动疗法的作用原理 ………………………… 45
二、运动疗法的作用 ……………………………… 45
三、运动疗法的适应证与禁忌证 ………………… 46
四、运动的注意事项 ……………………………… 46

五、运动处方…………………………………………… 46
　第三节　糖尿病健康教育………………………………… 49
　　　一、健康教育的作用…………………………………… 49
　　　二、国内健康教育的现状……………………………… 50
　　　三、健康教育的模式…………………………………… 50
　　　四、健康教育的形式…………………………………… 52
　　　五、健康教育的内容…………………………………… 52
　　　六、健康教育效果的评价指标………………………… 52

4 第四章　糖尿病的居家康复
　第一节　血糖监测………………………………………… 53
　　　一、血糖的相关概念…………………………………… 54
　　　二、分段血糖监测及监测频率………………………… 55
　　　三、居家末梢指尖血糖检测技术……………………… 57
　　　四、居家血糖监测的常见问题………………………… 59
　第二节　居家药物调整…………………………………… 61
　第三节　饮食疗法………………………………………… 64
　　　一、饮食疗法的目标…………………………………… 64
　　　二、个体化饮食方案的设计…………………………… 65
　　　三、常见食物热量换算………………………………… 69
　　　四、饮食疗法的注意事项……………………………… 70

5 第五章　糖尿病的并发症及防控
　第一节　糖尿病的并发症………………………………… 72
　　　一、慢性并发症………………………………………… 72
　　　二、急性并发症………………………………………… 74

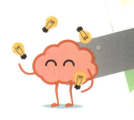

　　第二节　糖尿病急性并发症的防控……………………… 76
　　　　一、糖尿病酮症酸中毒及昏迷……………………… 76
　　　　二、糖尿病非酮症性高渗综合征…………………… 80
　　　　三、乳酸性酸中毒…………………………………… 81
　　　　四、糖尿病患者的低血糖…………………………… 82
　　第三节　糖尿病慢性并发症的防控……………………… 84

第六章　糖尿病足

第一节　什么是糖尿病足……………………………………… 91
第二节　为什么会发生糖尿病足……………………………… 92
　　一、周围血管病变………………………………………… 92
　　二、神经病变……………………………………………… 92
　　三、感染因素……………………………………………… 93
　　四、其他因素……………………………………………… 94
第三节　糖尿病足的表现……………………………………… 95
　　一、一般表现……………………………………………… 95
　　二、局部表现……………………………………………… 96
　　三、临床分级……………………………………………… 98
　　四、临床检查……………………………………………… 99
第四节　糖尿病足出现的功能障碍和康复评定……………… 100
　　一、功能障碍……………………………………………… 100
　　二、康复评定……………………………………………… 101
第五节　糖尿病足的治疗……………………………………… 119
　　一、创面愈合……………………………………………… 120

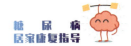

  二、处理感染 …………………………………………………… 122
  三、物理治疗 …………………………………………………… 124
  四、作业治疗 …………………………………………………… 129
  五、局部减压治疗 ……………………………………………… 131
  六、心理治疗 …………………………………………………… 131
  七、局部创面清创治疗 ………………………………………… 133
  八、外科治疗 …………………………………………………… 134
  九、中医中药治疗 ……………………………………………… 138
  十、其他治疗 …………………………………………………… 140
  十一、糖尿病足局部分级处理原则 …………………………… 141
  十二、Charcot 关节病的治疗 ………………………………… 143

 第六节 糖尿病足的居家护理 ………………………………… 144
  一、足部的日常检查 …………………………………………… 144
  二、足部的卫生保健 …………………………………………… 145
  三、足部的趾甲护理 …………………………………………… 145
  四、合适鞋袜的选择 …………………………………………… 146
  五、不同糖尿病足的护理特点 ………………………………… 147
  六、皮肤损伤的一般处理 ……………………………………… 147
  七、糖尿病患者随访的注意事项 ……………………………… 148

 第七节 糖尿病足的预防 ……………………………………… 148
 第八节 糖尿病足相关知识的最新研究进展 ………………… 149
  一、干细胞技术在糖尿病足中的应用 ………………………… 149
  二、精准医学在糖尿病足诊治中的应用 ……………………… 150

第一章　糖尿病概述

随着人们生活水平的提高、生活方式的改变、人口老龄化及肥胖发生率的增加，我国糖尿病的患病率呈快速上升趋势，成为继心脑血管疾病、肿瘤之后另一个严重危害人们健康的重要慢性非传染性疾病。糖尿病可引起冠心病、脑血管疾病、肾病、视网膜病变、糖尿病足等并发症，死亡率紧随肿瘤、心脑血管疾病之后，位居第三位，造成严重的健康损失及社会经济和医疗服务的负担。2011年，全球与糖尿病相关的花费至少达 5950 亿美元，占全球医疗服务总花费的 11%，其中 20% 源于发展中国家，而发展中国家的患者占了全球的 80%。在 2005—2015 年，我国由于糖尿病及相关心血管疾病导致的经济损失高达 5577 亿美元。存在并发症的患者医疗费用是无并发症的糖尿病患者的 3.71 倍。

在糖尿病患病率高速增长的趋势下，随之而来的是糖尿病发现不及时的问题。全世界有 30%~60% 的糖尿病患者没有得到及时诊治，我国糖尿病检出率不足一半。初次就诊的糖尿病患者约半数已经合并一个或多个并发症。对糖尿病并发症的干预结果显示，糖尿病发生后血糖控制十分困难，即使严格控制血糖水平，也不能有效减少并发症的发生。从经济的角度考虑，糖尿病在不同阶段所需的费用大不相同，发生糖尿病和伴有并发症后的费用占整个病程费用的 95% 左右。因此，发现不及时的问题在很大程度上影响了糖尿病的流行、并发症的预防干预，以及社会经济和卫生服务水平的发展。

20 世纪 80 年代，我国糖尿病患病率不足 0.7%，2013 年已上升至 12.5%，且随着年龄的增长而迅速增加，其中，1 型糖尿病患者占 5%，2 型糖尿病患者占 90%。1 型糖尿病患者在确诊后的 5 年内很少有慢性

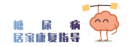

并发症出现；相反，2型糖尿病患者在确诊之前就已经有慢性并发症发生了。据统计，有50%新诊断的2型糖尿病患者已存在一种或一种以上的慢性并发症，有些患者是因为并发症才发现自己患糖尿病的。

我国1996年11个省市的调查数据显示，北京市是全国患病率最高的地区（标化患病率为4.56%），其次是四川省（标化患病率为4.37%），上海市同时期的标化患病率也在4%以上。河南、山东、吉林、甘肃、江苏和广东的标化患病率均在3%~4%，处于全国平均水平（3.2%）；浙江较低，标化患病率为1.99%；同时期广西、福建、山西的标化患病率为2%。从全国范围来看，患病率的分布比较均匀。

进入21世纪后，我国糖尿病患病率呈现出较大的地域差异。患病率最低的地区是广西，为1.43%，其次是青海（2.7%）、广东（2.8%），然而广州达到了5.5%。处在3%~4%水平的地区是辽宁、山西、四川。在4%~5%水平的地区是重庆和河北。大于5%的地区主要集中在经济发达的省会城市、直辖市，如北京（10.5%）、上海（6.2%）、天津（8.1%）和广州（5.5%），以及山东沿海城市（8%）。北京资料是来自35岁以上的人群，但北京资料缺少餐后血糖的数据，因此，10.5%在35岁以上人群中还存在低谷的可能。此外，广州的数据高于广东省平均水平，上海城区的数据高于整个上海地区平均水平，大连的数据高于辽宁省平均水平，地区差异可能与区域经济状况不同有关。总之，21世纪以来，我国大部分地区糖尿病患病率已经接近甚至超过了欧洲发达国家水平，英、法、德等国的糖尿病患病率达到6.8%~7.8%。

2014年，国际糖尿病联盟公布的最新糖尿病流行病学数据显示，全球糖尿病患者已由1980年的1.08亿增加至4.22亿。中国已成为世界上糖尿病患者最多的国家，糖尿病患病率自20世纪70年代以来呈增加趋势，尤其是2型糖尿病患病率，已由21世纪初的3.2%（个别地区超过5%）增加至9.1%。

糖尿病患病率随时间和年代呈上升趋势。国际糖尿病联盟基于各国

第一章　糖尿病概述

的调查结果估计出来的数字显示，2000年全球糖尿病患者为1.71亿，2007年为2.46亿，2014年高达4.22亿，呈现出明显的增多的趋势。美国的调查结果显示，1935年糖尿病患病率为0.37%，1960年上升至0.91%，上升了近3倍；1988—1994年患病率为7.8%，较1935年上升了20多倍；到2014年，美国糖尿病患病率已经高达12.9%。新加坡华人的糖尿病患病率也从1975年的1.6%上升至1985年的4.0%和1992年的8.0%，最新的数据已经超过10%。马来西亚人糖尿病患病率也从1975年的2.4%上升至1985年的7.6%和2011年的11.7%。此外，随着经济的改善，一些发展中国家人群将成为全球糖尿病患者增加的主力人群。

我国糖尿病的流行情况具有以下特点：

（1）在我国糖尿病患者群体中，以2型糖尿病为主，占90%以上，1型糖尿病约占5%，特殊类型糖尿病仅占0.7%；城市妊娠期糖尿病的患病率接近5%。

（2）经济发达程度与糖尿病患病率有关。在1994年的调查中，高收入组的糖尿病患病率是低收入人群的2~3倍；最新的研究发现，经济发达地区的糖尿病患病率仍明显高于不发达地区，城市的糖尿病患病率仍高于农村。

（3）未诊断的糖尿病比例高于发达国家。2007—2008年全国调查20岁以上成人糖尿病患者中，新诊断的糖尿病患者占总数的60%，尽管较过去调查有所下降，但仍远高于发达国家（如美国约为48%）。

（4）男性、低教育水平是糖尿病的易患因素。在2007—2008年的调查中，在调整其他危险因素后，男性糖尿病的患病风险比女性增加了26%，而文化程度在大学以下的人群糖尿病患病风险增加了57%。

（5）表型特点。我国2型糖尿病患者的平均体重指数（BMI）约为25千克/平方米，而高加索人糖尿病患者的平均BMI多超过30千克/平方米。我国2型糖尿病患者餐后高血糖比例升高，在新诊断的糖

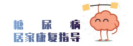

尿病患者中，单纯餐后血糖升高者占近50%。

（6）国内缺乏儿童及青少年糖尿病的流行病学资料，但临床上发现，近年来20岁以下的人群中2型糖尿病患病率显著增加。

（7）糖尿病合并心脑血管疾病最常见。糖尿病患者特异性并发症如糖尿病视网膜病变和糖尿病肾病等也多发，这也是未来巨大的挑战。

（潘翠环）

第一节　什么是糖尿病

糖尿病是以生命活动的基础——代谢状态出现紊乱，以代谢调节的重要激素——胰岛素的产生障碍为表现的慢性代谢性疾病。糖尿病是由于胰岛素分泌绝对缺乏或（和）相对缺乏（包括β细胞衰变和胰岛素抵抗）、胰岛素的生物效应降低（胰岛素抵抗、胰岛素敏感性降低、葡萄糖清除能力下降）引起的以慢性高血糖为特征，蛋白质、脂肪、水和电解质等一系列代谢紊乱综合征，是遗传因素和环境因素长期共同作用所致的一组慢性代谢性疾病。糖尿病主要分为四大类型，即1型糖尿病、2型糖尿病、妊娠期糖尿病和特殊类型糖尿病。1型糖尿病与2型糖尿病的发病机制尚不清楚。1型糖尿病目前主要认为与多因素的自身免疫和遗传等相关，多发于儿童及青少年，起病较急。2型糖尿病多与肥胖、遗传等相关，多于35岁以后发病，其临床特点表现为起病隐匿缓慢，临床典型病例可出现多饮、多食、多尿、消瘦，即"三多一少"症状，有些患者还表现为皮肤瘙痒、易感染等。

糖尿病是一种慢性、终身性疾病，糖尿病容易导致各种组织器官，特别是眼、肾、心脏、血管、神经的慢性损害和功能障碍，糖尿病并发症是致死、致残的主要原因。糖尿病患者做好疾病的自我管理，对于病情控制十分重要。目前对糖尿病的病因尚不清楚，发病危险因素与遗传、肥胖、糖调节受损、代谢综合征及代谢综合征组分异常等有关，至今糖尿病还没有根治措施。饮食、运动、药物等综合疗法能有效控制病情。糖尿病本身并不可怕，但是如果长期血糖控制不好，高血压、冠心病、高脂血症等各种并发症出现，将会导致各重要器官病变。持续的高血糖会引起多器官的损害、功能异常或衰竭，严重时会危及生命。因此，糖尿病目前仍是一个需要终身防治的疾病，糖尿病患者的居家管理非常重要。坚持长期药物治疗、控制饮食、合理运动，稳定控制血糖，可以防止或延缓糖尿病慢性并发症的发生和发展，从而达到健康生活、生存的目的。而近年的多项调查表明，无论是欧美发达国家还是发展中国家，糖尿病控制状况均不容乐观。

糖尿病不仅给患者带来了肉体和精神上的损害，导致寿命缩短，还给国家与个人带来了沉重的经济负担。中华医学会糖尿病学分会在2007—2008年开展的糖尿病经济负担调查发现，与正常血糖人群相比，糖尿病患者的住院天数增加1倍，就诊次数增加2.5倍，医疗花费增加2.4倍。与病程在5年之内者相比，病程超过10年的糖尿病患者医疗费用增加了近3倍。

（潘翠环）

第二节　糖尿病的相关知识

一、病因

对糖尿病病因的研究已有数百年甚至上千年的历史，迄今为止，其发病原因尚不完全清楚。目前大多数科学家倾向于认为是遗传因素及环境因素共同作用的结果。

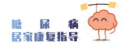

（一）遗传因素

糖尿病是否有遗传性是大家普遍关心的问题，目前可以肯定地说，糖尿病与遗传因素有关。大量调查研究资料表明，1型或2型糖尿病都有遗传因素在起作用，如父母亲患有糖尿病，其子女发病率明显高于正常人。同卵双生的研究也证明，其中有一人若出现糖尿病，另一人也可能患有糖尿病；两人在5年内先后患糖尿病的概率，幼年为50%，成年可高达90%以上，说明糖尿病与遗传因素有关。目前虽然确认糖尿病与遗传因素有关，但对糖尿病遗传基因的特点及其遗传方式还未完全阐明。值得强调的是，父母亲双方均为糖尿病患者，其子女并非100%会患糖尿病，也就是说，遗传不是糖尿病发病的唯一因素，而是糖尿病的"基础"；具有遗传"基础"的人不一定会患糖尿病，因为糖尿病的发生还需要环境因素的作用，如肥胖、长期高热量饮食、体力活动减少等。遗传因素与环境因素二者之间相互作用、相互影响，最终才能诱发糖尿病。因此，减少、消除糖尿病的诱发因素就可以减少或避免糖尿病的发生。有糖尿病家族史者应控制饮食、避免肥胖，这是预防糖尿病行之有效的方法。没有糖尿病家族史者，年龄超过40岁，也应控制体重的增长以防糖尿病的发生。

（二）环境因素

1. 肥胖

肥胖是体重增加导致体内的脂肪堆积过多，使机体发生一系列病理生理变化。一般认为，体重超过标准体重10%者为超重；体重超过标准体重20%且脂肪量超过30%者为轻度肥胖；体重超过标准体重30%~50%、脂肪量超过35%~45%者为中度肥胖；体重超过标准体重50%以上、脂肪量超过45%以上者为重度肥胖。肥胖者的胰岛素受体数目减少，且受体对胰岛素敏感性下降。

成人标准体重的计算方法：

第一章　糖尿病概述

标准体重（千克）= 身高（厘米）−105。

流行病学调查表明，肥胖者糖尿病患病率明显高于非肥胖者。我国 1980 年对 14 个省市 30 万人的调查显示，肥胖者糖尿病的患病率为 20.4‰，非肥胖者为 3.88‰。40 岁以上的 2 型糖尿病患者中，2/3 以上的人体重超过标准体重的 10%，

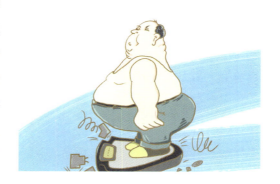

说明肥胖与糖尿病有密切关系。大多数学者认为肥胖是 2 型糖尿病的重要诱因之一。

2. 长期高热量饮食

饮食过多和高脂肪、高热量饮食引起的肥胖，可以使胰岛素受体的敏感性减低。肥胖者虽然分泌足够量的胰岛素，甚至血浆胰岛素高出正常水平，但不能正常发挥作用。

不良的饮食习惯如喜甜食，长期以精米、精面为主的饮食，会造成微量元素及维生素的缺乏。某些微量元素如锌、镁、铬对胰岛细胞功能、胰岛素的合成及能量代谢都起着十分重要的作用。

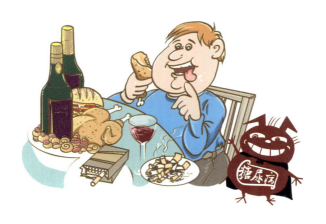

3. 体力活动减少

长期缺乏体育锻炼或体力活动而使能量摄入超过能量消耗的人,一方面可以发生肥胖,另一方面因肌肉得不到适当的收缩和舒张,使肌细胞膜上的胰岛素受体大量减少,肌肉不能充分利用葡萄糖,因而出现血糖升高。所以,脑力劳动者发生糖尿病的概率比体力劳动者高3倍。

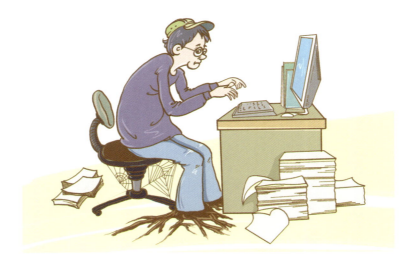

（三）应激因素

应激状态是机体在受到重大刺激如创伤、感染、长期血糖增高、膳食结构迅速改变、精神高度紧张等情况下机体的自我保护机制。应激状态下体内发生的最大改变是应激激素大量分泌,这些激素包括糖皮质激素、胰高血糖素、肾上腺素、生长激素等。机体通过分泌应激激素以动员器官储备功能来应付超常需求。如果应激状态是一过性的,不会对机体造成伤害；但如果应激反应持续超过一定时限,不仅不能保护机体,还会破坏内分泌、糖代谢的平衡。应激激素大多是对抗胰岛素的,对代谢起分解作用。由于升血糖的激素大幅增加,为了维持血糖相对稳定,势必会增加胰岛β细胞的工作负荷,长时间超负荷分泌胰岛素,使得胰岛β细胞功能减退,甚至衰竭,血糖代谢平衡被彻底打破,出现持

第一章 糖尿病概述

续性高血糖。现在人们生活节奏加快，生活压力较大，造成心理压力增大而发生应激激素分泌过多，糖代谢平衡失调，进而出现糖尿病的概率增加。

二、病理生理

糖尿病是胰岛素分泌和（或）胰岛素作用缺陷导致胰岛素绝对或相对分泌不足，引起一系列代谢紊乱的疾病。

（一）碳水化合物代谢

由于葡萄糖在细胞内磷酸化减少，导致糖酵解、磷酸戊糖旁路及三羧酸循环减弱，糖原合成减少、分解增多，使肝脏、肌肉和脂肪组织摄取利用葡萄糖的能力降低，空腹及餐后肝糖原输出增加；又因糖异生底物的供给增多及磷酸烯醇型丙酮酸激酶活性增强，肝糖原异生增加，因而出现空腹及餐后高血糖。胰岛素缺乏使丙酮酸脱氢酶活性降低，葡萄糖有氧氧化减弱，能量供给不足。

（二）脂肪代谢

由于胰岛素不足，脂肪组织摄取葡萄糖及从血浆清除三酰甘油的能力下降，脂肪合成代谢减弱，脂蛋白酶活性低下，血浆中游离脂肪酸和三酰甘油浓度增高。在胰岛素极度缺乏时，激素敏感性脂酶活性增强，储存脂肪的动员和分解加速，血游离脂肪酸浓度进一步升高；肝细胞摄取脂肪酸后，因再酯化通路受到抑制，脂肪酸与辅酶A结合生成脂肪酰辅酶A，经β氧化生成乙酰辅酶A；因草酰乙酸生成不足，乙酰辅酶A进入三羧酸循环受阻，大量缩合成乙酰乙酸，进而转化为丙酮和β-羟丁酸，三者统称为酮体；当酮体生成超过组织利用和排泄能力时，大量酮体堆积形成酮症，进一步可发展至酮症酸中毒。血脂异常是胰岛素抵抗的严重后果。脂肪组织胰岛素抵抗可使胰岛素介导的抗脂解效应和葡萄糖摄取降低，游离脂肪酸和甘油释放增加。肝内极低密度脂蛋白、三酰甘油形成过多可影响极低密度脂蛋白和高密度脂蛋白之间及极低密度

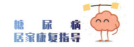

脂蛋白和低密度脂蛋白之间的转变，致低密度脂蛋白增高和高密度脂蛋白降低。所有这些改变都与心脑血管疾病的危险性增高有关联。

（三）蛋白质代谢

肝脏、肌肉等组织摄取氨基酸减少，蛋白质合成代谢减弱、分解代谢增强，导致负氮平衡。血浆中成糖氨基酸（丙氨酸、甘氨酸、苏氨酸和谷氨酸）浓度降低，糖异生旺盛，成为肝糖原输出增加的主要来源；血浆中成酮氨基酸（亮氨酸、异亮氨酸和缬氨酸等支链氨基酸）浓度增高，提示肌肉组织摄取这些氨基酸合成蛋白质的能力降低，导致患者乏力、消瘦、组织修复和抵抗力降低，儿童生长发育障碍和迟缓；同时，胰高血糖素分泌增加，且不为高血糖所抑制。胰高血糖素具有促进肝糖原分解、糖异生、脂肪分解和酮体生成的作用，对上述代谢紊乱起促进作用。经胰岛素治疗血糖得到良好控制后，血浆胰高血糖素水平可降至正常水平或接近正常水平。

2型糖尿病与1型糖尿病代谢紊乱相同，但程度一般较轻。有些患者的基础胰岛素分泌正常，空腹时肝糖原输出不增加，故空腹血糖正常或轻度升高，但在进餐后出现高血糖。另有一些患者进餐后胰岛素分泌持续增加，分泌高峰延迟，餐后3~5小时血浆胰岛素水平呈现异常升高，引起反应性低血糖，并可成为这些患者的首发症状。在急性应激或其他诱因影响下，2型糖尿病患者也可发生酮症酸中毒、非酮症高渗性糖尿病昏迷或混合型（高血浆渗透压和酮症）急性代谢紊乱，乳酸性酸中毒少见。

三、发病机制

（一）1型糖尿病

1型糖尿病确切的病因及发病机制尚不十分清楚，其病因是遗传因素和环境因素的共同参与，主要是由于免疫介导的胰岛β细胞的选择性破坏所致。该病常常在35岁以前发病，占糖尿病的10%以下。1型糖尿病是依赖胰岛素治疗的，也就是说，患者从发病开始就需使用胰岛素治疗，且终身使用。原因在于 1 型糖尿病患者体内产生胰岛素的细胞已经彻底损坏，从而完全失去了产生胰岛素的功能。在发现胰岛素以前，人们没有较好的方法来降低糖尿病患者的血糖，患者大多在发病后不久死于糖尿病的各种并发症。随着 1921 年胰岛素的发现和被应用于临床，1 型糖尿病患者可以享受与正常人一样的生命质量和寿命。导致胰岛 β 细胞大量破坏的原因可能是遗传因素与环境因素相互作用引发的特异性自身免疫反应选择性破坏胰岛 β 细胞。

1. 家族史

1 型糖尿病有一定的家族聚集性。有研究报告，双亲有糖尿病病史，其子女 1 型糖尿病发病率为 4%~11%；兄弟姐妹间 1 型糖尿病的发病率为 6%~11%；同卵双生子 1 型糖尿病发生的一致性不到 50%。

2. 环境因素

流行病学及实验研究证明，与 1 型糖尿病发病有关的病毒有风疹病毒、巨细胞病毒、腮腺炎病毒、腺病毒、脑病毒及心肌病毒等。病毒引起 1 型糖尿病的发生有以下 4 种方式：①病毒通过具有糖尿病易感性个体的胰岛细胞膜上的病毒受体胰岛，直接侵袭胰岛 β 细胞，胰岛 β 细胞被大量破坏，继之溶解，导致胰岛素分泌缺乏；②病毒进入胰岛 β 细胞后不立即发病，而是长期滞留，使细胞生长速度减慢，寿命缩短，胰岛 β 细胞数量逐渐减少，胰岛素分泌缺乏；③病毒进入细胞后，感染人类白细胞抗原易感基因，使胰岛 β 细胞中胰岛素基因发生突变，合成异常胰岛素；④病毒感染后引起胰岛 β 细胞自身免疫性破坏。

3. 化学因素

对胰岛 β 细胞有毒性的化学因素有四氧嘧啶、链脲佐菌等，均可损伤胰岛 β 细胞，抑制胰岛素的合成与分泌。

（二）2 型糖尿病

大量的研究表明，胰岛素抵抗是 2 型糖尿病的重要发病机制之一，并贯穿糖尿病的发生、发展全过程，同时也是导致糖尿病各种并发症的

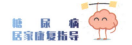

"动力"根源。胰岛素抵抗是20世纪90年代国际医学研究领域最热门的前沿课题之一,治疗胰岛素抵抗已经成为预防、控制糖尿病的关键。

1. 胰岛素抵抗的概念

胰岛素抵抗,即对胰岛素的生物学效应低于正常的一种状态。我们可以将胰岛素抵抗理解为胰岛素"贬值",也就是说胰岛素的生理学功能(如胰岛素降低血糖的能力)在下降,不能发挥应有的效用。

胰岛素抵抗是由于组织的胰岛素受体减少或受体对胰岛素的敏感性降低,对血糖的利用减少而使血糖升高。机体为了将血糖拉回到正常水平,胰岛 β 细胞往往要分泌更多的胰岛素,这样就增加了胰岛 β 细胞的负担。一旦造成胰岛 β 细胞受损,代偿性分泌胰岛素的能力下降,就会出现糖耐量减低,进而形成 2 型糖尿病。

高胰岛素血症是胰岛素抵抗的一个重要标志,但并非所有胰岛素抵抗都表现为高胰岛素血症。在糖耐量减低期,一般多伴有高胰岛素血症,随着糖耐量减低程度加重,出现血浆胰岛素水平降低,有时还会低于正常水平。

2. 胰岛素抵抗为多种疾病的共同病因

随着对胰岛素抵抗的研究不断深入,人们逐渐认识到胰岛素抵抗不但能够引发糖尿病,而且也是发生糖尿病各种并发症的病理基础。

目前已有很多研究表明,胰岛素抵抗不但是糖尿病的重要发病机制,而且与十余种代谢性疾病有关,胰岛素抵抗是这些疾病的共同发病基础。这些疾病包括中心性肥胖、糖代谢异常、脂代谢紊乱[高三酰甘油血症和(或)高密度脂蛋白(HDL)降低]、高血压、冠心病等。人们把这些以胰岛素抵抗为基础的各种疾病总称为胰岛素抵抗综合征。

胰岛素抵抗及胰岛素抵抗综合征的提出,使人们对糖尿病有了更新的认识,同时也将高血压、冠心病、脑卒中、糖尿病等这些过去普遍认为彼此不相关的疾病,都可以通过胰岛素抵抗这一病理基础联系起来。

3. 胰岛素抵抗综合征

胰岛素抵抗综合征的概念是 1988 年 Reaven 在第 48 届美国糖尿病学会的学术年会上提出的，当时称为"X 综合征"。Reaven 指出胰岛素抵抗在人类疾病（包括糖尿病）中普遍存在，特别是对于动脉粥样硬化和冠状动脉疾病的发病，可能起重要作用。以后的大量科学研究不断验证了这种推断的正确性。

在对胰岛素抵抗的认识史上，胰岛素抵抗综合征的提出是一个新的里程碑，不仅大大推动了糖尿病的研究与防治，刷新了对糖尿病机制及防治的认识，同时还促进了对内分泌系统疾病、心血管疾病、肾脏疾病及妇产科疾病的交叉渗透。自 20 世纪 90 年代以来，胰岛素抵抗综合征的研究一直是世界医学前沿的一大亮点。

继"X 综合征"的提出后，1995 年 Stern 又提出了著名的"共同土壤"学说，认为糖尿病、高血压、冠心病是在胰岛素抵抗这个共同土壤中"生长"出来的，即胰岛素抵抗是这些疾病的共同发病因素。"共同土壤"学说的提出，使人们将彼此毫无关系的一些疾病通过胰岛素抵抗这一机制更加清晰地联系到一起，为糖尿病的防治提供了一条崭新的思路。

4. 胰岛素抵抗普遍存在

Haffner 等于 1999 年报道，在 479 例 2 型糖尿病患者中，92% 的患者存在胰岛素抵抗。这个惊人的数字提示在临床上针对性地治疗胰岛素抵抗具有极大的现实意义。有专家指出，随着"叠加"了其他代谢性疾病，2 型糖尿病的胰岛素抵抗程度也会相应加重。

不但糖尿病患者存在胰岛素抵抗，在健康人群和糖耐量异常人群中，胰岛素抵抗的发生率也较高。Reaven 对正常人的检测发现，至少有 25% 的人有胰岛素抵抗。Isomaa 等的研究发现，在糖耐量异常的人群中，存在胰岛素抵抗者占 42%~64%。这表明不但糖尿病患者存在胰岛素抵抗，部分健康人也可能存在胰岛素抵抗，只是尚未发展到胰岛素

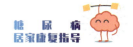

抵抗综合征阶段。如果能够及早发现胰岛素抵抗状态，并采取有效对策，将对预防糖尿病的发生和发展具有极大的价值。

5. 改善胰岛素抵抗是控制糖尿病的关键

胰岛素抵抗不仅是2型糖尿病的重要病理基础，同时还与相关的并发症有密切关系。因此，针对胰岛素抵抗的治疗成为治疗糖尿病的关键，可做到"一石多鸟"：既可以降低糖尿病患者的高血糖，保护胰岛β细胞免受损害，延缓2型糖尿病的进展，又可以改善大血管并发症的发生、发展，降低其病死率。

胰岛素抵抗的核心问题就是动脉硬化及其严重的致命后果——心血管事件，所以，针对胰岛素抵抗的治疗也可以有效地治疗心血管疾病。胰岛素抵抗除了与血糖代谢紊乱有关外，还是导致糖尿病大血管疾病的危险因素，如低密度脂蛋白升高、三酰甘油升高、血管内皮功能和纤溶系统紊乱等。科学研究表明，胰岛素抵抗综合征患者的心血管疾病与脑卒中死亡风险是非胰岛素抵抗综合征患者的3倍。在对胰岛素抵抗综合征人群6~9年的随访中发现，其心血管疾病死亡率显著增高。因此，在治疗2型糖尿病时应该充分考虑到心血管疾病的危险因素——胰岛素抵抗。

有人将胰岛素抵抗综合征比喻为一座巨大的由多种成分（如高血压、高三酰甘油血症、动脉粥样硬化等）组成的冰山，而糖尿病只是这座冰山露出水面的一角。所以，权威专家呼吁对2型糖尿病患者在饮食、运动及糖尿病健康教育的基础上，应采取减轻胰岛素抵抗的措施，这样不但可以降低血糖，还可以有效防止和延缓心血管疾病的发生、发展，从而带来多重益处。

6. 胰岛素抵抗及胰岛素抵抗综合征的诊断

怎样判断是否存在胰岛素抵抗及胰岛素抵抗综合征呢？目前有许多方法，可以根据实际情况从不同角度选用。

（1）世界卫生组织评价方法：由于胰岛素抵抗综合征对多种疾病

第一章 糖尿病概述

（包括糖尿病）的发生和发展具有重要作用，世界卫生组织（WHO）于1998年对胰岛素抵抗综合征定义为具有糖耐量减低、2型糖尿病或胰岛素抵抗三者中任何一种异常，同时合并下列两种或两种以上情况即可判定为胰岛素抵抗综合征。

①高血压：血压≥140/90毫米汞柱。

②高血脂：三酰甘油升高≥1.7毫摩尔/升和（或）高密度脂蛋白降低，男性＜0.9毫摩尔/升，女性＜1.0毫摩尔/升。

③中心性肥胖：腰臀比（WHR），男性＞0.9，女性＞0.85；或体重指数＞30千克/平方米。

④尿中有微量白蛋白：尿白蛋白排泄率（UAE）≥20微克/分或尿白蛋白/肌酐≥30毫克/克。

（2）临床评价方法：不需要进行复杂的检验，也可以准确地辨认出胰岛素抵抗的个体。曾有学者提出将患者下列临床征象进行打分。

①2分，有高血压、2型糖尿病、心肌梗死家族史。

②1分，男性型脂肪分布腰臀比＞0.85。

③1分，高血压（＞140/90毫米汞柱）。

④1分，高三酰甘油（＞1.9毫摩尔/升）。

⑤1分，高尿酸血症（＞386.8微摩尔/升）。

⑥1分，脂肪肝：γ-谷氨酰转肽酶＞25国际单位/升，B超示肝实质光点密集，前场回声增强，后场回声衰减，肝内血管走行不清晰。

如果上述6项分数累加总和小于3时基本不怀疑胰岛素抵抗，而大于或等于3时就应该怀疑胰岛素抵抗。如果已经是2型糖尿病患者或是糖耐量减低患者，即可判断为胰岛素抵抗综合征。对于口服葡萄糖耐量试验正常的人，还需要检测胰岛素，若空腹胰岛素（FINS）≥15毫单位/升则为胰岛素抵抗，小于该值则继续观察。

（3）症状评价法：有学者提出如果有"七个高"中的两项以上也

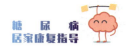

可以确定为胰岛素抵抗。这"七个高"是高体重（超重或肥胖）、高血糖、高血脂（血脂异常）、高血液黏稠度、高尿酸、高脂肪肝发生率和高胰岛素血症。另外，参考国内外专家们的意见，从临床及社区防治的实际需要出发，只要存在肥胖（体重指数≥27千克/平方米）、2型糖尿病、高血糖状态、血脂紊乱、高血压、高胰岛素血症及心脑血管疾病等情况者，即可按胰岛素抵抗进行处理。

（七）胰岛素抵抗的有关因素

1. 生活方式

与癌症、冠心病及骨质疏松一样，胰岛素抵抗是由传统生活习惯改变及社会现代化所带来的不良后果之一。由于经济发展及生活水平明显提高，人们不自觉地改变了生活习惯，特别是饮食习惯。饮食的下列四方面变化是很典型的：

（1）复合碳水化合物和膳食纤维的摄入量减少。

（2）富含脂肪的食物摄入过多，特别是含有很多容易造成血管硬化脂肪（饱和脂肪）的食物（如猪肉等）增多。

（3）精加工的谷物及纯碳水化合物食物过多，如精米、精面、含糖软饮料和各种甜食等。在精加工过程中，食物中的维生素、微量元素及膳食纤维等会大量丢失，特别是合成糖耐量因子（GTF）的原料——铬的流失特别严重。GTF是胰岛素发挥正常生理功能所必需的物质，铬的不足容易导致胰岛素抵抗的发生。

（4）体力活动减少、静坐少动的生活方式可以导致胰岛素抵抗。有学者报告，缺乏体力活动和心肺功能差的2型糖尿病患者，其死亡危险性比体力活动多的人高1.8倍。中、重体力劳动者的胰岛素抵抗相对较轻，说明体力活动减少是胰岛素抵抗的因素之一。

2. 吸烟

吸烟可以加重胰岛素抵抗。经常吸烟的人群中胰岛素抵抗者较多见。

国外学者曾对慢性吸烟者进行胰岛素抵抗与吸烟关系的研究，发现胰岛素抵抗的程度与每日尼古丁的摄入量呈正相关，即吸烟越多，越会加重胰岛素抵抗。结果表明，戒烟8周后，胰岛素敏感性可提高11%。

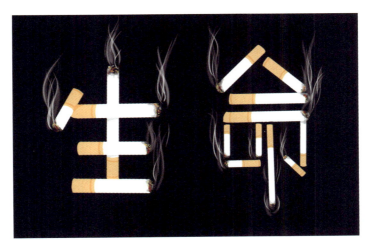

3．遗传

胰岛素抵抗也与遗传因素有关。凡直系亲属中有高血压、冠心病、糖尿病、肥胖、高脂血症、脑卒中与心肌梗死者要引起重视。国内学者一项研究发现，老年胰岛素抵抗患者中患高血压、冠心病、糖尿病者其子女胰岛素抵抗发生率高于其他人群。

4．药物

用药物治疗疾病时也可能引起胰岛素抵抗。许多研究提示，利尿剂（如氢氯噻嗪）和β受体阻滞剂可明显干扰糖代谢，加重胰岛素抵抗，使糖代谢恶化，甚至诱发糖尿病，应引起高度重视。在应激状态下，多种拮抗胰岛素的激素大量分泌，也会导致胰岛素抵抗的发生。

5．年龄

胰岛素抵抗随年龄增长也会加重，可能与肌肉量减少、内脏脂肪量增加及体力活动减少有关。

（段滨红）

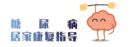

第三节 糖尿病的临床表现

一、糖尿病的典型临床表现

糖尿病初期有隐匿性，10%~30%的患者无明显糖尿病早期症状，但仍有一些先兆表现。1型糖尿病症状明显，首发症状可表现为糖尿病酮症酸中毒。2型糖尿病起病隐匿、缓慢，主要临床表现为代谢紊乱症候群。所有糖尿病患者均表现为多尿、多饮、多食和体重减轻等"三多一少"症状。除"三多一少"外，视力下降、皮肤瘙痒等均可为首发症状。也有一部分患者围术期或健康检查时才发现有高血糖。

（一）代谢紊乱症状

1. 失糖

由于体内的糖分作为尿糖排泄出去，未能充分利用，机体吸收不到足够的热量维持基本需求，为了补偿损失的糖分维持机体活动，患者常出现饥饿、多食。伴以高血糖刺激胰岛素分泌，食欲常亢进，易有饥饿感，主食有时吃到了500~1000克，菜肴比正常人多吃一倍以上，但依旧饥饿如故；平时不吃甜食的人也开始不加选择地吃很多甜食，这些异常症状往往是糖尿病的先兆。

2. 多尿、烦渴、多饮

由于糖尿病患者血糖升高后尿渗透压升高，而肾小管回吸收水分减少，因渗透性利尿而引起多尿，继而因口渴而多饮水。患者尿意频频，多尿，每天尿量可达2~3升，多者一日达20余次，夜间多次起床，影响睡眠。

3. 消瘦无力

患者体内葡萄糖不能利用，脂肪分解增多，蛋白质代谢呈负平衡，肌肉渐见消瘦，疲乏无力，体重减轻。儿童生长发育受阻。尤其是1型糖尿病及重症2型糖尿病患者消瘦明显，体重下降可达数十斤，劳动力常减弱。

4. 皮肤瘙痒

皮肤瘙痒多见于女性会阴部皮肤，由尿糖刺激局部皮肤所致。有时并发白色念珠菌等真菌性阴道炎，瘙痒更严重，常伴以白带等分泌物。失水后皮肤干燥亦可发生全身瘙痒，但较少见。另外，患者也可有视物模糊、反应性低血糖等症状。部分患者并无明显症状，仅在健康检查时发现高血糖。也有相当一部分患者并无明显的"三多一少"症状，仅因各种并发症或伴发病而就诊，经血液化验后发现高血糖。

（二）其他症状

糖尿病常见的早期症状表现有以下多种。

1. 伤口不容易愈合

糖尿病患者伤口愈合会非常缓慢。由于血糖高，黏膜屏障作用降低，局部血液循环和代谢障碍，导致糖尿病患者的伤口比普通人难愈合。特别是糖尿病患者外科手术后，伤口出现愈合不良、反复感染，经常进展成慢性且难以愈合的溃疡，尤其在肢体部位容易出现。

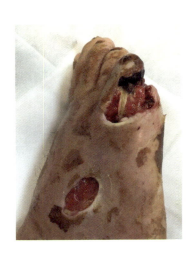

2. 经常或反复感染

糖尿病患者会出现经常或反复感染，如泌尿系统感染。若出现顽固性外阴瘙痒、屡发疖痈或反复外阴、阴道真菌感染者，有可能是患有糖尿病。此外，反复的呼吸道、胆道、尿路感染，创口久不愈合者，应怀疑是否患有糖尿病。女性糖尿病患者，由于胰岛素分泌相对不足，血糖升高，尿液中糖分随之增多，阴道内糖分增多，改变了阴道的酸碱平衡，使阴道酸性增加，真菌易于繁殖，导致阴道感染。有些患者则由于血糖升高，自主神经系统功能受到影响，易引起真菌性阴道炎。

3. 视力下降

糖尿病患者眼睛容易疲劳，视力急剧下降，反复出现眼睑炎、睑缘炎、眼外肌麻痹、突然上睑下垂、视物模糊、复视、头痛、头晕等症状都是糖尿病眼病的预警信号。

高血糖会导致视网膜血管出现肿胀甚至渗漏，不正常的新生血管在视网膜表面生长，造成出血，进而影响视力。糖尿病可引起白内障，导致视力下降，且进展较快，有时也会引起急性视网膜病变，引起急性视力下降。也有一部分患者表现为上睑下垂，是糖尿病导致动脉硬化，造成供应动眼神经的小血管缺血而致。此种上睑下垂有两个特点：一是起病较急，仅为一侧性，在发病一侧的前额或眼眶区常先有疼痛感，随即出现下垂；二是除上睑下垂外，多伴有眼球向内或向上、向下运动不便而出现复视。

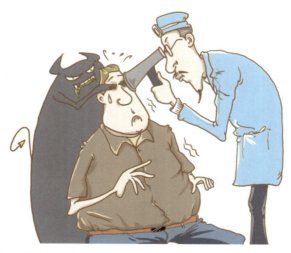

4. 耳痒、耳垢异常增多

凡感到耳痒及耳垢异常增多者，应考虑是否血糖控制不良，及时防控血糖。

第一章　糖尿病概述

5. 疲乏、劳累

糖尿病早期，患者经常会感觉周身乏力，或者表现为两脚无力、容易疲乏、腰膝酸软等。即使没有从事体力劳动或体育运动，身体也常常无缘由地感到疲惫不堪，双腿乏力，尤其是上下楼梯时更为显著。

6. 口腔疾病

糖尿病患者可引起口腔烧灼感、口腔黏膜干燥、牙龈红肿、压痛，牙周组织水肿，牙周袋形成，牙齿有叩击痛、松动、脱落等口腔疾病。

7. 手足麻木、刺痛

糖尿病可引起末梢神经炎，出现手足麻木、疼痛及烧灼感等，也有患者会产生走路如踩棉花般的感觉，感觉异常多是从足趾开始，经数月或数年逐渐向上发展。典型的疼痛可为针刺、火烧、压榨或撕裂样疼痛；由于温度觉丧失、痛觉迟钝而易发生下肢各种创伤和感染。糖尿病患者会有顽固性手脚麻痹、手脚发抖、手指活动不灵活及剧烈的神经炎性脚痛，下肢麻痹、腰痛，不想走路，夜间小腿抽筋，动眼神经麻痹而出现重视或两眼看东西清晰度不一，还有自主神经障碍等症状。

8. 男性性功能障碍

糖尿病可引起神经病变和血管病变，从而导致男性性功能障碍，以阳痿多见。据报道，在所有的勃起功能障碍（ED）患者中，由糖尿病导致的超过 1/3，糖尿病患者发生 ED 的年龄比非糖尿病患者要早 10~15 年，而糖尿病患者 ED 发病率则可达 40%~60%，比非糖尿病患者的 ED 发病率高 3~5 倍。因此，ED 可能是糖尿病的早期征兆。

9. 女性阴道干涩

阴道干涩是女性糖尿病患者性激素水平低下所致，是女性糖尿病患者的早期症状。

10. 反应性低血糖

反应性低血糖多发生于餐后 3 小时及以上，表现为心慌、出汗、饥饿、颤抖等，如测血糖则在正常低值或低于正常，进食含糖食物后上述症状

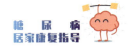

可消失。在某些肥胖的 2 型糖尿病患者中早期可有上述表现。

11. 尿液黏稠

排尿后如果尿点撒到便池外,脚踩上会有黏黏的感觉。这是因为糖尿病患者的尿液里含有糖分。

12. 突然发福

40 岁以后发病的糖尿病患者中,60% 以上的患者发病时体重是超重或肥胖的。原因主要是体脂的堆积造成胰岛素抵抗、高胰岛素血症、肌肉和其他组织对葡萄糖的利用降低,然后发展为糖耐量减低,直至糖尿病。

13. 经常打鼾

据国际糖尿病联盟报告,经常打鼾的人患糖尿病的风险是一般人的 2.5 倍以上;而糖尿病患者中,有 23% 以上的人同时伴有阻塞性睡眠呼吸暂停综合征。且睡眠呼吸暂停程度越严重,患糖尿病的概率越大。

14. 脖子发黑

一种称为假性黑棘皮病的皮肤病与糖尿病也有瓜葛,表现为皮肤发黑、变厚、粗糙,尤其是腋窝、脖颈和腹股沟部位的皮肤变化最明显。有研究资料显示,假性黑棘皮病患者的血浆胰岛素水平明显增高,提示有潜在糖尿病的患病风险。

15. 青春痘

糖尿病患者因血糖偏高,使皮肤组织的糖原含量增多,给真菌、细菌等病原微生物的滋生、繁衍创造了条件,造成青春痘不愈。

16. 恶心、呕吐、腹痛

糖尿病酮症酸中毒(DKA)是部分 1 型糖尿病患者的首发症状。患者表现为明显乏力,体重减轻;随 DKA 的进展,逐渐出现食欲减退、恶心、呕吐,甚至不能进食、进水。少数患者尤其是 1 型糖尿病患者可有广泛性急性腹痛,伴腹肌紧张及肠鸣音减弱而易被误诊为急腹症。

二、1型糖尿病的注意事项

（1）1型糖尿病是由于胰岛素的绝对缺乏引起，血糖升高很快，所以1型糖尿病患者的早期症状比较明显，均有典型的"三多一少"症状。

（2）1型糖尿病患者进食量明显增加，由于该病多见于儿童及青少年，儿童及青少年正处于生长发育期，家长会认为孩子是长身体才吃得多，因此，这一症状易被忽视。

（3）1型糖尿病患者易出现乏力、精神萎靡等症状，患者喜欢待在床上，不愿意活动。

（段滨红）

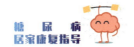

第二章 糖尿病的诊断与分型

糖尿病病因不明,可能是复合病因引起的综合征,其诊断主要依据患者的临床表现和静脉血浆葡萄糖(血糖)水平;其分型主要依据病因、病理生理过程、临床表现等综合评估。目前多采用1999年WHO糖尿病专家委员会提出的糖尿病诊断标准和病因学分型标准。2013年,中华医学会糖尿病学分会在制定《中国2型糖尿病防治指南》时也引用了上述标准。

一、糖尿病的诊断

糖尿病的检查手段多种多样,但诊断主要是依赖于患者的临床表现和血糖水平,毛细血管血糖检测结果一般用于日常血糖监测或自我血糖监测,不推荐作为糖尿病的临床诊断依据。

医生经常将糖尿病的临床表现描述为"三多一少",即多饮、多尿、多食和体重减轻。有些糖尿病患者可能出现皮肤瘙痒、视物模糊等非特异性症状,也有很多患者无任何症状,仅在健康体检时发现血糖高。部分患者以糖尿病并发症为主要症状:①急性严重代谢紊乱,主要指糖尿病酮症酸中毒和高血糖高渗状态,这两种情况都属于糖尿病急症,严重者可能出现昏迷甚至引发死亡,所以,一旦出现上述情况,应紧急送医诊疗;②感染性并发症,糖尿病患者易出现疖、痈等皮肤化脓性感染,其他常见的感染并发症包括皮肤真菌感染、女性真菌性阴道炎、膀胱炎等;③慢性并发症,糖尿病可引起全身各大重要器官病变,如动脉粥样硬化、糖尿病肾病、糖尿病性视网膜病变、糖尿病心肌病、脑血管意外、糖尿病周围神经病变、糖尿病足等。各种并发症可单独出现,也可能以不同组合同时或先后出现,

第二章 糖尿病的诊断与分型

部分患者因上述并发症就诊而被发现患有糖尿病。

根据1999年WHO糖尿病专家委员会提出的糖尿病诊断标准和病因学分型标准与2013年《中国2型糖尿病防治指南》，将空腹血糖和口服葡萄糖耐量试验相结合，将糖代谢状态分为正常血糖、空腹血糖受损、糖耐量减低和糖尿病。应注意的是，目前推荐采用葡萄糖氧化酶法测定静脉血浆葡萄糖，若采用全血或毛细血管血测定，则诊断标准需要相应变动，且不主张测定血清葡萄糖水平（表2-1）。空腹血糖是指至少8小时没有进食任何热量之后抽血获得的静脉血浆葡萄糖值。口服葡萄糖耐量试验应在晨起空腹时进行，将无水葡萄糖75克溶于250~300毫升水中，成年患者在5~10分钟内饮完，分别于空腹及开始饮用葡萄糖水后2小时抽血检测静脉血浆葡萄糖。儿童患者服用的无水葡萄糖总量按照每千克体重1.75克计算，总量不得超过75克。

表2-1 糖代谢状态分类

组别	血糖浓度（毫摩尔/升）		
	静脉血浆	静脉全血	毛细血管全血
正常血糖			
空腹	< 6.1	< 5.6	< 5.6
服糖后2小时	< 7.8	< 6.7	< 7.8
空腹血糖受损（IFG）			
空腹	6.1~6.9	5.6~6.0	5.6~6.0
服糖后2小时	< 7.8	< 6.7	< 7.8
糖耐量减低（IGT）			
空腹	< 7.0	< 6.1	< 6.1
服糖后2小时	7.8~11.0	6.7~9.9	7.8~11.0
糖尿病			
空腹	≥ 7.0	≥ 6.1	≥ 6.1
服糖后2小时	≥ 11.1	≥ 10.0	≥ 11.1

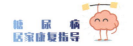

空腹血糖受损和糖耐量异常统称为糖调节受损，也被称为糖尿病前期，它们分别反映基础状态下与葡萄糖负荷后血糖调节功能的受损状态。糖尿病前期是由健康状态发展为糖尿病的一个过渡阶段，它的出现标志着患者未来发生糖尿病的风险大幅增加，应该引起医生与患者的高度重视。流行病学调查显示，每年有1.5%~10%的糖耐量减低患者进展成为2型糖尿病。糖尿病前期在病程上具有可逆性，早期干预这类患者可能使2型糖尿病的发病风险大幅降低。因此，对于已经是糖尿病前期的患者，应及时进行口服葡萄糖耐量试验，避免漏诊及延误诊治。

临床医生在工作中应善于发现糖尿病，提高糖尿病的风险意识，清楚认识到单纯检测空腹血糖容易漏诊糖尿病，应加强检测餐后血糖，必要时完善口服葡萄糖耐量试验。糖尿病的诊断并不困难，主要是以血糖异常升高为基础，询问患者有无典型临床症状、有无并发症等。糖尿病的诊断多采用国际通用的1999年WHO糖尿病专家委员会提出的糖尿病诊断标准和病因学分型：糖尿病症状加任意时间静脉血糖≥11.1毫摩尔/升，或空腹静脉血糖≥7.0毫摩尔/升，或口服葡萄糖耐量试验2小时血糖≥11.1毫摩尔/升就可诊断为糖尿病，注意检测血糖需要重复一次确认才能确诊（表2-2）。儿童糖尿病诊断标准与成人相同。对于无糖尿病症状、仅一次血糖值达到糖尿病诊断标准者，须在另一天复查确定诊断；如果复查结果未能达到糖尿病诊断标准，应定期复查。目前，有部分国家将糖化血红蛋白作为诊断糖尿病的一种方法，例如，美国糖尿病协会推荐将糖化血红蛋白≥6.5%（通常正常参考值为4.0%~6.0%）作为糖尿病诊断标准之一。其优势在于该检查不受进食和短期生活方式影响，操作中只需抽取静脉血一次即可，与口服葡萄糖耐量试验相比简单易行，且结果稳定，变异性小。不过，糖化血红蛋白检测在我国的普及程度不高，检测方法的标准化程度较低，因此，我国目前检测该指标仍主要用于反映糖尿病患者近8~12周的血糖控制情况。

第二章 糖尿病的诊断与分型

表2-2 糖尿病诊断标准

诊断标准	静脉血糖水平（毫摩尔/升）
（1）糖尿病症状加随机血糖	≥11.1
或	
（2）空腹血糖	≥7.0
或	
（3）口服葡萄糖耐量试验2小时血糖	≥11.1

注：需再测一次证实，诊断才能成立；随机血糖是指不考虑上次用餐时间，一天中任意时间的血糖

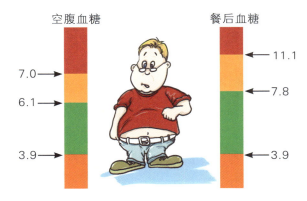

在明确糖尿病的诊断之前，应注意鉴别其他原因导致的一过性血糖升高或尿糖阳性。例如，甲状腺功能亢进、弥漫性肝病等患者可能出现进食后0.5~1.0小时血糖过高，但患者空腹血糖和餐后2小时血糖水平通常不会异常升高；部分肾脏疾病患者可能因肾糖阈降低出现尿糖阳性，但空腹血糖和口服葡萄糖耐量试验正常。此外，在严重感染、创伤等急性应激状态下出现的血糖升高不能作为糖尿病的诊断依据，应在急性应激状态消除后追踪随诊，明确是否符合糖尿病的诊断标准。

糖尿病的早期诊断有助于改善糖尿病患者的自然病程，降低致残率和病死率。流行病学调查显示，由于多数糖尿病（主要是2型糖尿病）患者早期没有特异性症状，糖尿病患者明确诊断之前平均有9~12年的

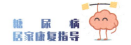

临床前期，确诊糖尿病时相当一部分患者已经出现并发症，严重影响糖尿病治疗效果，明显降低了患者的生活或生存质量。因此，糖尿病筛查工作愈发显示出其重要性。不过，在无症状的人群中进行糖尿病筛查存在广泛争议。目前，主流观念建议糖尿病的预防筛查应当按照普通人群和高危人群进行不同的分级管理。我国人口众多，在全人群中通过血糖筛查糖尿病不具有可行性。高危人群在条件允许的情况下应进行糖尿病筛查。糖尿病筛查的要点包括：①应考虑在无症状成年人中采用危险因素评估或已认证的工具进行筛查；② 超重或肥胖，且具有一个或以上其他糖尿病危险因素的无症状人群，都应该进行筛查；③所有患者都应从45岁开始进行筛查，如果筛查结果正常，则每3年至少重复筛查1次；④采用空腹血糖、口服葡萄糖耐量试验2小时血糖或糖化血红蛋白进行糖尿病筛查。

二、糖尿病的分型

对糖尿病进行分型的主要目的是统一疾病患病率标准，为研究其病因、病程、防治等提供科学依据。糖尿病是复合病因导致的高血糖临床综合征，呈现高度异质性，因此国际上围绕糖尿病的分型诊断一直争论不休。目前通常采用1999年WHO糖尿病专家委员会提出的糖尿病诊断和病因学分型，将糖尿病分为以下四大类。

（一）1型糖尿病（T1DM）

1型糖尿病过去常被称为胰岛素依赖型糖尿病，约占糖尿病患者总数的5%，多发生于儿童或青少年，绝大多数是一种自身免疫性疾病，遗传因素和环境因素参与发病过程。1型糖尿病的发病机制主要是由于各种因素引起选择性胰岛β细胞破坏和功能丧失，体内胰岛素分泌绝对不足并呈进行性加重，从而引起糖尿病。根据是否存在自身免疫证据，可分为自身免疫性1型糖尿病（1A型）和特发性1型糖尿病（1B型）。

1型糖尿病通常急性起病，"三多一少"症状较明显。当胰岛素严重缺乏时，患者容易发生糖尿病酮症酸中毒，严重者出现昏迷，甚至死亡。血糖水平对糖尿病的分型诊断没有帮助，1型糖尿病的诊断主要依赖临床特征：①发病年龄通常小于30岁；②起病迅速；③中度至重度临床症状；④体重明显减轻；⑤体形消瘦；⑥常有酮尿或酮症酸中毒；⑦空腹或餐后血清C肽（反映胰岛β细胞分泌功能的一项指标）浓度明显减低或缺如；⑧自身免疫标记阳性，如谷氨酸脱羧酶抗体、胰岛细胞抗体等。1型糖尿病的高血糖通常用胰岛素治疗敏感，患者需终身依赖外源性胰岛素治疗，自行终止胰岛素治疗可能危及生命。少数成年1型糖尿病患者起病缓慢，早期出现轻微或非特异性症状，可经历一段长短不一的无须胰岛素治疗阶段，称之为成人隐匿性自身免疫性糖尿病。

（二）2型糖尿病（T2DM）

2型糖尿病过去常被称为非胰岛素依赖型糖尿病，超过糖尿病患者总数的90%，需要与1型糖尿病相鉴别（表2-3）。2型糖尿病多见于成年人，常常在35岁以后起病，病因不明，目前认为是一组异质性疾病，由复杂的遗传因素和环境因素共同作用而形成的多基因遗传性疾病。研究发现，胰岛素抵抗和胰岛β细胞功能缺陷是2型糖尿病发病的主要环节。胰岛素抵抗是指在病理状态下，胰岛素作用的器官组织对胰岛素作用的敏感性降低。在这种情况下，如果胰岛β细胞代偿性增加胰岛素分泌，则血糖水平可维持在正常范围；若病情进一步发展，胰岛β细胞功能缺陷导致胰岛素分泌相对不足时，就会发生2型糖尿病。

2型糖尿病多数起病缓慢、隐匿，"三多一少"症状相对较轻，部分患者无任何症状，仅仅是在健康体检或因慢性并发症就诊时发现。2型糖尿病患者常有糖尿病家族史，多数有超重或肥胖，或有高热量、高糖、高脂饮食及活动量少等不良生活习惯。这类患者很少出现自发性糖尿病酮症酸中毒，但在感染、应激等情况下也可能发生。2型糖尿病的治疗一般不依赖于胰岛素，饮食、运动等生活干预及口服降糖药物往往能够控制血糖。但随着病情进展，口服降糖药物治疗效果不佳时，相当一部分患者可能需要使用胰岛素控制血糖。

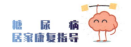

表 2-3　1 型糖尿病和 2 型糖尿病的鉴别

鉴别要点	1 型糖尿病	2 型糖尿病
占糖尿病总人群的比例	约 5%	> 90%
病因和发病机制		
遗传因素	比较重要	非常重要
合并自身免疫性疾病	多见	少见
胰岛 β 细胞	数量减少	功能缺陷
胰岛素分泌	明显减少	早期升高或正常，晚期减少
C 肽	基础水平低，刺激后仍低	正常或偏高，刺激后上升
胰岛细胞相关抗体	多阳性	多阴性
临床特点		
发病年龄	儿童或青少年多见	40 岁以后多见
营养状况	多消瘦	多肥胖
起病情况	急性起病	缓慢起病
"三多一少"症状	明显	多数不明显
治疗	胰岛素	生活干预、口服降糖药、胰岛素

（三）特殊类型糖尿病

特殊类型糖尿病主要是指病因相对明确的高血糖状态，包括以下类型：

1. 胰岛 β 细胞功能的基因缺陷引起的糖尿病

胰岛 β 细胞功能的基因缺陷如青年人中的成年发病型糖尿病、线粒体基因突变糖尿病等。

2. 胰岛素作用的基因缺陷引起的糖尿病

胰岛素作用的基因缺陷如 A 型胰岛素抵抗、妖精貌综合征引起的糖尿病以及脂肪萎缩型糖尿病等。

3. 胰腺外分泌疾病引起的糖尿病

胰腺外分泌疾病如胰腺炎、创伤、胰腺切除术、肿瘤、纤维钙化性胰腺病等引起的糖尿病。

4. 内分泌疾病引起的糖尿病

内分泌疾病如肢端肥大症、库欣综合征、嗜铬细胞瘤、甲状腺功能

第二章 糖尿病的诊断与分型

亢进等引起的糖尿病。

5. 药物或化学品所致的糖尿病

引起糖尿病的药物主要有糖皮质激素、甲状腺激素、噻嗪类利尿药、β肾上腺素能激动剂等。

6. 感染引起的糖尿病

先天性风疹、巨细胞病毒等感染引起的糖尿病。

7. 不常见的免疫介导性糖尿病

僵人综合征、胰岛素自身免疫综合征等引起的糖尿病。

8. 其他与糖尿病相关的遗传综合征

Down综合征、Turner综合征、强直性肌营养不良症、Friedreich共济失调、Huntington舞蹈病等均可引起糖尿病。

(四) 妊娠期糖尿病

在妊娠期发生的糖尿病，称为妊娠期糖尿病。妊娠前已诊断糖尿病的患者现处于妊娠期，称为"糖尿病合并妊娠"。多数妊娠期糖尿病出现于妊娠中期或后期，妇女分娩后血糖可恢复正常，但有发生糖尿病的高风险。有学者认为，妊娠期糖尿病并非真正意义的糖尿病，它可能只是妊娠妇女特殊时期出现的一种糖耐量异常，也可能是其他类型糖尿病在妊娠期间的一种表现。因此，一般建议妊娠期糖尿病患者在分娩6~12周后复查血糖，重新按照非妊娠的常规糖尿病诊断标准进行糖尿病诊断和分型，必要时应长期追踪观察。

理论上来说，糖尿病患者在其疾病自然进程中的任何阶段都可以进行糖尿病病因学分型，并可能呈现为动态改变。有些患者最初只能根据临床表现划分类型。随着对糖尿病病因的逐步认识，可能需要修正糖尿病分型；有些患者在血糖正常时已检测到胰岛细胞抗体，有些2型糖尿病患者在病程中可能逐渐出现继发性自身免疫过程。总而言之，由于糖尿病病因高度复杂，目前的分型诊断并非完美，但随着对糖尿病认知的不断深入，其分型也会越来越符合糖尿病的本质规律。

(宫雅南　陈　兴)

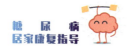

第三章 糖尿病的治疗

目前仍不清楚糖尿病的具体病因和发病机制，因此缺乏病因治疗。糖尿病治疗的目标是消除症状、防止或延缓并发症的发生，维持患者从事正常工作和日常活动的能力，延长患者寿命，降低病死率。国际糖尿病联盟提出糖尿病治疗的5个要点分别是医学营养治疗、运动疗法、血糖监测、药物治疗和糖尿病教育。多项研究表明，严格控制糖尿病患者的血糖，使之接近正常可明显减少微血管病变的发生，延缓动脉粥样硬化的发展，降低恶性心脑血管事件出现的概率。心脑血管病变是糖尿病患者死亡的主要原因，与高血糖及多种危险因素密切相关。因此，糖尿病防治策略必须在积极控制高血糖的基础上，全面防治心脑血管疾病的其他危险因素，如纠正脂代谢紊乱、严格控制血压、抗血小板治疗、控制体重、戒烟等，并要求治疗达标（表3-1）。

表3-1 糖尿病综合控制目标

指标	目标值
血糖（毫摩尔/升）*	
空腹	4.4~7.0
非空腹	≤ 10.0
糖化血红蛋白（%）	< 7.0
血压（毫米汞柱）	< 140/80
总胆固醇（毫摩尔/升）	< 4.5
高密度脂蛋白胆固醇（毫摩尔/升）	
男性	> 1.0
女性	> 1.3

第三章 糖尿病的治疗

续表

指标	目标值
三酰甘油	< 1.7
低密度脂蛋白胆固醇（毫摩尔/升）	
未合并冠心病	< 2.6
合并冠心病	< 1.8
体重指数（千克/平方米）	< 24.0
尿白蛋白/肌酐（毫克/毫摩尔）	
男性	< 2.5
女性	< 3.5
尿白蛋白排泄率（微克/分钟）	< 20.0
每周主动有氧活动（分钟）	≥ 150.0

注：* 毛细血管血糖

第一节 药物治疗

根据糖尿病的分型采取不同的治疗措施。1型糖尿病通常需要使用胰岛素治疗；2型糖尿病治疗的基本措施是饮食和运动疗法，对于早期和轻症患者往往有效，但多数病程较长或血糖控制不佳的患者则需要口服或注射降糖药物治疗。

一、口服降糖药物

口服降糖药物根据药理作用主要分为五大类。

（一）促胰岛素分泌剂

1. 磺脲类

（1）作用机制：该类药物主要

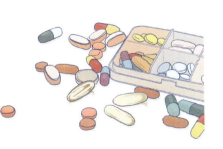

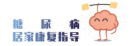

作用是刺激胰岛β细胞分泌胰岛素。当血糖水平升高时，葡萄糖被胰岛β细胞摄取和代谢，启动胰岛素的分泌，降低血糖。磺脲类降糖药物降低血糖有一前提条件，即人体内保存至少30%以上有功能的胰岛β细胞。

（2）适应证：该类药物适用于饮食、运动疗法后血糖控制不佳的2型糖尿病患者。随着病情的进展，磺脲类降糖药物通常需要与其他作用机制不同的口服降糖药物或胰岛素联合使用。晚期胰岛β细胞功能丧失时，通常需要胰岛素替代治疗。

（3）禁忌证：该类药物不适用于1型糖尿病、2型糖尿病合并严重并发症（如严重感染、酮症酸中毒、高渗性昏迷、严重肾功能不全等）、孕妇、哺乳期妇女等。

（4）不良反应：①低血糖反应，是最常见且重要的不良反应，常见于老年患者、肝肾功能不全或营养状况差者，药物剂量过大、进食不规律、过度运动等可能诱发低血糖反应；②皮肤过敏反应，皮疹、皮肤瘙痒等；③胃肠道反应，恶心、呕吐、食欲减退，偶有肝功能损害、胆汁淤积性黄疸等；④其他，如体重增加、白细胞减少、溶血性贫血、血小板减少等。

（5）临床应用：第一代磺脲类降糖药物包括甲苯磺丁脲、氯磺丙脲等，目前已很少使用。第二代磺脲类降糖药物包括格列本脲、格列吡嗪、格列齐特、格列喹酮、格列美脲等。目前临床应用的基本都是第二代磺脲类降糖药物，各种药物的降糖机制大致相同。一般建议从小剂量开始，早餐前半小时口服一次，根据血糖水平逐渐增加剂量。剂量较大时可改为早、晚餐前两次服用，直到血糖控制良好。一般来说，格列本脲降糖作用强、维持时间长、价格低廉，但容易引起低血糖反应，老年患者及肝肾功能减退者应慎用；格列吡嗪、格列齐特、格列喹酮作用较温和，适合老年人使用；肾功能不全患者则应谨慎选用该类药物。应注意的是，不宜联合使用两种磺脲类降糖药物，也不宜与其他促胰岛素分泌剂合用。

常用的第二代磺脲类降糖药物及应用见表3-2。

表3-2 目前常用的第二代磺脲类降糖药物及应用

化学名称	商品名称	片剂量（毫克）	每日剂量范围（毫克）	每日服药次数	作用时间（小时）
格列本脲	优降糖	2.5	2.5~15	1~2	16~24
格列吡嗪	美吡达	5	2.5~30	1~2	8~12
格列吡嗪控释片	瑞易宁	5	5~20	1	6~12
格列齐特	达美康	80	80~320	1~2	10~20
格列齐特缓释片	达美康	30	30~120	1	12~20
格列喹酮	糖适平	30	30~180	1~2	8
格列美脲	亚莫利	1~2	1~8	1	24

2. 格列奈类

格列奈类药物是苯甲酸和苯丙氨酸的衍生物，是一种快速作用的非磺脲类促胰岛素分泌剂。

（1）作用机制：该类药物与磺脲类降糖药物类似，这类药物可促进胰岛素分泌，降血糖作用起效快速，但维持时间较短，主要用于控制餐后血糖。

（2）适应证：该类药物适用于胰岛分泌功能尚存并以餐后高血糖为主的2型糖尿病患者。

（3）禁忌证：该类药物禁忌证与磺脲类降糖药物相同。

（4）不良反应：该类药物不良反应主要是低血糖反应和体重增加，但与磺脲类降糖药物相比，其低血糖发生率较低且程度较轻。

（5）临床应用：该类药物可单独或与双胍类、噻唑烷二酮类等降糖药物联合使用，但不宜与磺脲类降糖药物合用。临床常用该类药物包括：①瑞格列奈，常用剂量为每次0.5~4.0毫克，每日3次，通常建议

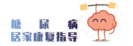

三餐前15分钟内口服,也可于三餐前15~30分钟间口服,商品名称为诺和龙、孚来迪等。②那格列奈,常用剂量为每次60~120毫克,每日3次,通常建议三餐前30分钟内口服,商品名称为唐力、安唐平等。

(二)双胍类

双胍类降糖药物自20世纪50年代后期应用于临床,双胍类降糖药物在高血糖时可降低血糖,而在血糖正常时不会降低血糖,因此,临床很少引起低血糖反应。

(1)作用机制:该类药物主要通过抑制肝脏葡萄糖输出、改善外周组织对胰岛素的敏感性、增加机体对葡萄糖的摄取和利用等机制降低血糖。

(2)适应证:该类药物主要适用于2型糖尿病,尤其是伴有肥胖、高脂血症、高血压或高胰岛素血症的患者,可单独或联合使用其他药物。对于接受胰岛素治疗的患者,联合该药可能有助于减少胰岛素用量和血糖波动。

(3)禁忌证:该类药物不宜单独用于1型糖尿病患者,禁用于2型糖尿病伴有急性严重并发症(如糖尿病酮症酸中毒、肝衰竭、肾衰竭、心肺功能减退、严重感染、高热等)的患者,禁用于孕妇、哺乳期妇女、重大外伤、大手术、酗酒等患者。

(4)不良反应:该类药物胃肠道反应是常见的副作用,表现为食欲减退、恶心、呕吐、腹痛、腹泻等。进餐时服药、从小剂量开始可减轻胃肠道反应。乳酸性酸中毒是此类药物最为严重的副作用,老年患者、缺氧或心肺功能减退时易于出现。

(5)临床应用:儿童不宜服用该类药物,老年患者慎用,准备进行碘造影剂检查的患者应提前暂停服用该类药物。临床常用该类药物包括:①二甲双胍,通常剂量为每日500~1500毫克,分2~3次口服,每日最大剂量不超过2000毫克,商品名称为格华止、美迪康等。②苯乙双胍,曾在我国广泛使用,商品名称为降糖灵,因其导致乳酸性酸中毒发生率较高等原因,我国已停止生产、销售、使用该药物。

(三)噻唑烷二酮类(胰岛素增敏剂)

(1)作用机制:该类药物主要通过促进脂肪重新分布、增加外同组织对胰岛素作用的敏感性等方式降低血糖。

(2)适应证:该类药物可单独或与其他降糖药物合用治疗2型糖尿病,尤其适用于伴有肥胖及胰岛素抵抗的患者。

(3)禁忌证:该类药物不宜用于1型糖尿病、孕妇、哺乳期妇女及儿童,对于心力衰竭、肝病、骨质疏松症患者应慎用或禁用。

(4)不良反应:该类药物常见不良反应是体重增加和水肿,还可能与引起骨折、心力衰竭风险增高相关。一般认为,单独使用这类药物不会导致低血糖,但与促胰岛素分泌剂或胰岛素联合使用可能会增加低血糖反应的风险。

(5)临床应用:该类药物通常起效时间缓慢,一般在连续服用4周左右才能达到最佳效果。临床常用该类药物包括:①罗格列酮,通常剂量为每日4~8毫克,分1~2次口服,可于空腹或进餐时服用,商品名称为文迪亚、太罗等;②吡格列酮,通常剂量为每日15~30毫克,可于早晨一次空腹口服,商品名称为艾可拓、艾汀等。

曲格列酮,有研究发现,该药物可引起严重肝损害,已先后撤出美国和欧洲市场,具体机制仍不明确。不过,罗格列酮和吡格列酮尚未发现上述类似风险。

(四)α葡萄糖苷酶抑制剂

(1)作用机制:该类药物主要通过延缓碳水化合物的消化、吸收,从而降低餐后血糖水平。

(2)适应证:该类药物可单独或与其他降糖药物合用,尤其适用于空腹血糖正常而餐后血糖异常升高的2型糖尿病患者。

(3)禁忌证:该类药物不宜单独应用于1型糖尿病患者,不宜应用于孕妇、哺乳期妇女、儿童和胃肠道功能紊乱者。肝肾功能不全患者

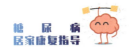

应慎用。

（4）不良反应：该类药物常见不良反应是胃肠道反应，如腹胀、腹泻、排气增多等。糖尿病昏迷、昏迷前期或糖尿病酮症酸中毒患者禁用。一般认为，单独使用这类药物不会导致低血糖，但与促胰岛素分泌剂或胰岛素联合使用仍可能发生低血糖。值得注意的是，这种低血糖一旦发生，应直接口服或静脉注射葡萄糖，进食淀粉类食物对迅速纠正低血糖没有帮助。

（5）临床应用：临床常用该类药物包括：①阿卡波糖，通常剂量为每次50~100毫克，每日3次，商品名称为拜糖平、卡博平等；②伏格列波糖，通常剂量为每次200毫克，每日3次，商品名称为倍欣、介容等。这类药物通常建议在进食第一口食物后立即服用。

（五）二肽基肽酶Ⅳ（DPP-Ⅳ）抑制剂

（1）作用机制：该类药物主要是减少体内胰高血糖素样多肽1（GLP-1）的分解，增加内源性GLP-1浓度，促进胰岛β细胞分泌胰岛素，从而降低血糖水平。

（2）适应证：该类药物单用或联合二甲双胍治疗2型糖尿病。

（3）禁忌证：该类药物禁用于孕妇和儿童，不宜用于1型糖尿病或严重肝肾功能不全患者。

（4）不良反应：一般来说，单独使用这类药物不会增加低血糖风险。可能出现的不良反应包括头痛、肝酶升高等。

（5）临床应用：临床常用该类药物包括：①西格列汀，通常剂量为100毫克，每日1次，商品名称为捷诺维；②沙格列汀，通常剂量为5毫克，每日1次，商品名称为安立泽；③维格列汀，通常剂量为50~100毫克，每日分1~2次口服，商品名称为佳维乐。肾功能不全患者使用该类药物时，应按照药品说明书酌情调整剂量。

二、注射降糖药物

注射降糖药物根据药理作用主要分为两大类。

第三章　糖尿病的治疗

（一）胰岛素

早在1889年，德国学者已发现胰腺与糖尿病之间存在密切相关性。1921年，Banting医生和Macleod教授研究证实胰岛提取物（取名为胰岛素）能够降低血糖，为人类糖尿病治疗做出了卓越贡献，是糖尿病治疗领域的里程碑事件。1974年，人类实现了人胰岛素的化学合成，1981年，利用基因重组技术合成的人胰岛素投入市场。

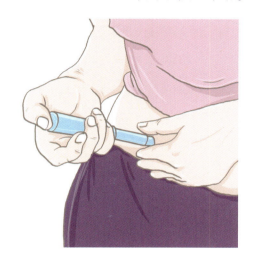

1. 适应证

胰岛素主要适用于1型糖尿病，新诊断的2型糖尿病伴有明显高血糖，胰岛β细胞功能明显减退的2型糖尿病，糖尿病合并酮症酸中毒、高渗性昏迷和乳酸酸中毒，糖尿病合并各种严重的急、慢性并发症，如重症感染、急性心肌梗死、急性脑血管意外等，也适用于糖尿病患者处于外科治疗的围术期、妊娠或分娩期，某些特殊类型的糖尿病，如胰腺切除引起的继发性糖尿病等。

2. 制剂

根据来源和化学结构的不同，胰岛素分为动物胰岛素、人胰岛素和胰岛素类似物。与动物胰岛素相比，人胰岛素引起的免疫反应更少。胰岛素类似物是通过基因重组技术合成的一类物质，其结构、功能、作用

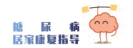

与人胰岛素相似,在模拟生理性胰岛素分泌和降低低血糖发生风险方面优于人胰岛素。

根据降糖作用特点的差异,胰岛素可分为速效胰岛素类似物、短效(常规)胰岛素、中效胰岛素、长效胰岛素(包括长效胰岛素类似物)和预混胰岛素(包括预混胰岛素类似物)〔表3-3〕。

表3-3 常用胰岛素和胰岛素类似物及作用特点

类别	制剂	商品名称	来源	起效时间	峰值时间	持续时间
速效胰岛素类似物	门冬胰岛素	诺和锐	基因合成	15分钟	0.5~1小时	2~5小时
	赖脯胰岛素	优泌乐	基因合成	15分钟	0.5~1小时	2~5小时
短效胰岛素	普通胰岛素(RI)		动物	15~60分钟	2~4小时	5~8小时
	生物合成人胰岛素	诺和灵R	基因合成	1~2小时	1~3小时	8小时
	重组人胰岛素	优泌林R	基因合成	1~2小时	1~3小时	8小时
中效胰岛素	低精蛋白胰岛素(NP小时)	万苏林	动物	1~3小时	6~12小时	18~26小时
	精蛋白生物合成人胰岛素	诺和灵N	基因合成	1~2小时	4~12小时	24小时
	精蛋白锌重组人胰岛素	优泌林N	基因合成	1~2小时	4~12小时	24小时
长效胰岛素	精蛋白锌胰岛素(PZI)		动物	3~8小时	14~24小时	28~36小时
长效胰岛素类似物	甘精胰岛素	来得时	基因合成	2~3小时	无峰	30小时
	地特胰岛素	诺和平	基因合成	3~4小时	3~14小时	24小时
预混胰岛素	精蛋白生物合成人胰岛素(预混30R)	诺和灵30R	基因合成	30分钟	2~12小时	14~24小时
	精蛋白锌重组人胰岛素混合注射液	优泌林70/30	基因合成	30分钟	2~12小时	14~24小时

第三章 糖尿病的治疗

续表

类别	制剂	商品名称	来源	起效时间	峰值时间	持续时间
	精蛋白生物合成人胰岛素（预混50R）	诺和灵50R	基因合成	30分钟	2~3小时	10~24小时
预混胰岛素类似物	预混门冬胰岛素30	诺和锐30	基因合成	10~20分钟	1~4小时	14~24小时
	预混赖脯胰岛素25	优泌乐25	基因合成	15分钟	30~70分钟	16~24小时
	预混门冬胰岛素50	诺和锐50	基因合成	15分钟	30~70分钟	16~24小时
	预混赖脯胰岛素50	优泌乐50	基因合成	15分钟	30~70分钟	16~24小时

注：受胰岛素剂量、吸收、降解等多因素影响，且个体差异大，作用时间仅供参考

目前临床上多采用笔式胰岛素或特充式胰岛素，前者胰岛素笔芯用完后可更换笔芯重复使用胰岛素笔；后者胰岛素笔芯和笔合为一体，用完后不能重复使用。这两种胰岛素笔芯内都已预先充满胰岛素，不必抽吸或混合胰岛素，使用方便，便于携带，患者可根据自身情况酌情选用。

3. 使用原则和方法

胰岛素治疗应在饮食、运动等综合治疗基础上进行，力求模拟生理性胰岛素分泌模式，一般从小剂量开始，根据患者治疗反应情况和血糖水平做出相应调整。

1型糖尿病：一旦诊断为1型糖尿病，应立即开始胰岛素治疗，并需终身使用。多数患者可采用多次皮下注射胰岛素方案。初始胰岛素剂量为每日0.5~1.0单位/千克体重，其中40%~50%用于提供基础胰岛素，剩余部分分配至三餐前。睡前皮下注射中效或长效胰岛素（或胰岛素类似物）可提供基础胰岛素，维持基础胰岛素水平；每餐前皮下注射短效或速效胰岛素（或胰岛素类似物）可控制餐后高血糖。

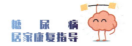

2型糖尿病：经饮食、运动及非胰岛素降糖治疗后血糖仍控制不良的患者应考虑采用胰岛素治疗。根据患者具体情况，在继续口服降糖药物的基础上，加用基础或预混胰岛素（或胰岛素类似物）。例如，睡前皮下注射一次中效胰岛素、每日皮下注射1~2次长效胰岛素等。

持续皮下胰岛素输注（胰岛素泵）是一种采用人工智能控制的胰岛素输入装置，持续输注的胰岛素在人体内的药物代谢动力学更加接近生理性胰岛素分泌模式，在合理使用的情况下，能够更好地控制患者血糖水平，低血糖的发生风险也相对更低。应注意的是，胰岛素泵只能使用短效胰岛素或速效胰岛素类似物，主要适用于1型糖尿病患者、妊娠期糖尿病患者及需要胰岛素强化治疗的2型糖尿病患者。

4. 不良反应

低血糖是胰岛素治疗最主要的副作用，通常与胰岛素剂量过大或饮食失调有关，主要表现为出汗、心悸、饥饿感、心率加快、四肢冰冷，严重者可能出现头晕、嗜睡、昏迷，如果低血糖持续不纠正，甚至可能引发死亡。部分患者使用胰岛素时可能出现视物模糊、水肿等不良反应，通常可自行缓解。胰岛素注射部位可能出现脂肪营养不良，表现为皮下脂肪萎缩或增生，经常更改注射部位有助于预防其发生。极少数患者可能出现胰岛素过敏反应，如注射部位瘙痒或全身性皮疹，可伴有恶心、呕吐等消化道症状，罕有过敏性休克等严重过敏反应，应及时识别和处理。

（二）GLP-1受体激动剂

1. 作用机制

GLP-1受体激动剂的作用机制主要是激动GLP-1受体，促进胰岛β细胞分泌胰岛素，从而降低血糖水平。同时，它还能够通过抑制食欲、延缓胃排空等方式发挥降糖作用。

2. 适应证

GLP-1受体激动剂可单独使用或与其他降糖药物合用治疗2型糖尿病，尤其适用于伴有肥胖及胰岛素抵抗的患者。

3. 禁忌证

GLP-1 受体激动剂禁用于胰腺炎患者，不宜用于 1 型糖尿病或合并有酮症酸中毒的糖尿病患者。

4. 不良反应

该类药物的常见副作用为胃肠道反应，如恶心、呕吐等，多见于初始治疗时，可随治疗时间的延长而逐渐减轻。

5. 临床应用

目前上市的 GLP-1 受体激动剂主要包括：①艾塞那肽，起始剂量为每次 5 微克，每日 2 次，通常于早、晚餐前 1 小时内皮下注射；1 个月后，可根据临床情况将剂量增加至每次 10 微克，每日 2 次，商品名称为百泌达；②利拉鲁肽，起始剂量为每日 0.6 毫克，至少使用 1 周后，剂量应增加至每日 1.2 毫克，部分患者可能需要增加至每日 1.8 毫克。该类药物可于任意时间皮下注射，推荐每日同一时间使用。商品名称为诺和力。

三、糖尿病药物治疗的选择和注意事项

糖尿病的药物治疗应综合评估患者病情、治疗依从性、医疗条件等多种因素，制订个体化治疗方案，根据病情变化及时调整治疗方案，以期达到长期、安全、平稳降糖的目的。

1. 根据糖尿病的类型选择用药

1 型糖尿病患者需要终身胰岛素替代治疗。2 型糖尿病患者的基本治疗措施是生活方式干预；若血糖不达标，首选二甲双胍口服；经治疗后，仍不达标者可加用其他种类的降糖药物。两种口服降糖药不能良好控制血糖者，可加用胰岛素治疗或加用第三种非胰岛素降糖药联合治疗。若血糖仍不达标者，则应改用多次胰岛素治疗或持续皮下胰岛素输注。新发 2 型糖尿病患者如有明显高血糖症状，或者合并酮症或酮症酸中毒，可首选胰岛素治疗。

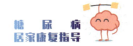

2. 注意药物不良反应

低血糖反应是多种降糖药物的主要不良反应之一，严重者可能导致死亡。糖尿病患者应学会识别低血糖反应的主要症状和简单处理方式，必要时及时就医。以下措施可能有助于减少药物不良反应：合理选择降糖药物剂型，从小剂量开始应用，逐步增加至有效而无显著副作用的剂量，坚持按时定量服用等。

3. 老年糖尿病患者用药选择

2型糖尿病是老年糖尿病患者的主要类型。老年患者常合并肝肾功能减退，因患多种疾病服用多种药物，应尽量选用肝肾毒性较小的药物并关注药物间的相互作用。老年糖尿病患者对低血糖耐受性差，易出现严重低血糖反应，血糖控制目标应适当放宽。

（宫雅南　陈　兴）

第二节　运动疗法

糖尿病目前尚无根治的方法。为了有效地控制血糖，单一治疗方法

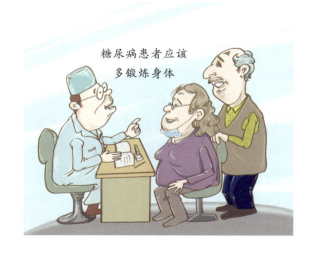

远远不足，必须采用饮食疗法、运动疗法、药物治疗、糖尿病健康教育和血糖监测的综合疗法，综合疗法适用于各类型和各个阶段的糖尿病患者，是目前最有效的治疗手段。其中起直接作用的是饮食疗法、运动疗法、药物治疗，而糖尿病健康教育和血糖监测可保证这三种治疗方法的顺利进行。本节主要介绍运动疗法。

一、运动疗法的作用原理

（1）运动疗法能改善周围组织对胰岛素的敏感性，减轻胰岛素抵抗；能增加肌细胞和脂肪细胞膜上葡萄糖运载体的数量，促进肌细胞和脂肪细胞对葡萄糖的转运和利用，从而改善糖的异常代谢，降低血糖；能提高肌细胞和脂肪细胞的胰岛素受体功能，增强外周组织对胰岛素的敏感性；还能提高肌细胞、脂肪细胞和肝细胞上胰岛素受体的数量和受体的结合力，通过提高胰岛素受体水平，改善机体对胰岛素的利用能力。

（2）运动疗法能降低血胆固醇和低密度脂蛋白水平，增加血液中高密度脂蛋白的含量，纠正脂代谢异常。

（3）运动疗法能促进机体的新陈代谢，减轻精神紧张及焦虑抑郁等，改善中枢神经的调节机制，增加机体抵抗力，对预防糖尿病的慢性并发症有一定作用。

二、运动疗法的作用

（1）运动疗法对2型糖尿病有预防作用。研究表明，每周进行一次以上的运动如散步、慢跑、骑自行车等至出汗程度，2型糖尿病的发病率明显降低。定期进行运动锻炼，同时配合饮食等生活方式教育指导，能使胰岛素抵抗减轻，糖代谢异常有明显改善。

（2）运动疗法可以预防糖尿病并发症的出现。饮食控制和运动疗法可以使血糖正常化，使糖尿病患者的自主神经功能得以恢复，肾病及动脉硬化性血管障碍减轻，预防增殖性视网膜病的发生。有研究发现，

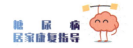

早期肾病模型动物进行中等强度的有氧运动,肾功能未见恶化,血糖维持在良好水平。

三、运动疗法的适应证与禁忌证

运动疗法适用于轻度和中度的 2 型糖尿病患者,尤其是肥胖的 2 型糖尿病患者,1 型糖尿病患者只有在病情稳定、血糖控制良好时,才能进行适当的运动。禁忌证:①急性并发症如酮症酸中毒及高渗状态;②空腹血糖 >15 毫摩尔 / 升或有严重的低血糖倾向;③感染;④心力衰竭或严重心律失常;⑤严重糖尿病肾病;⑥严重糖尿病视网膜病变;⑦严重糖尿病足;⑧下肢静脉血栓。

四、运动的注意事项

制订运动方案前,应对患者进行全面的检查,详细询问病史及进行体格检查,并进行血糖、血脂、血酮体、肝肾功能、血压、心电图、运动负荷试验、胸片、关节和足的检查。运动实施前后必须要有热身活动和放松运动,以免发生心脑血管事件或肌肉关节损伤;适当减少口服降糖药或胰岛素的剂量,以防发生低血糖;胰岛素的注射部位应避开运动肌群,以免加快该部位胰岛素的吸收,诱发低血糖。一般选择腹部进行注射。运动训练的时间应选择在餐后 1~2 小时,适当补充糖水或甜饮料,预防低血糖的发生。

五、运动处方

每个人的生活方式和习惯各有差异,体力情况也不相同,运动处方必须体现个性化的原则。首先要询问和调查患者日常的活动方式,参考日常饮食摄入量,决定运动种类和运动量,制订出相应的运动处方。对于日常工作较忙的上班族,无法挤出特定的运动时间,可指导患者尽量骑自行车上下班,或在目的地的前一站下公交车后步行上下班,尽量少

第三章　糖尿病的治疗

乘电梯，鼓励徒步上下楼。

（一）运动方式

适用于糖尿病患者的训练是低等至中等强度的有氧运动。常采用有较多肌群参加的持续性周期性运动，如步行、慢跑、爬楼梯、游泳、划船、有氧体操、球类等活动。运动方式因人而异，只有注重运动的多样性和趣味性，才能使患者长期坚持。合并周围神经病变的糖尿病患者可采取游泳、上肢运动、低阻力功率车等运动方式。合并下肢及足部溃疡的糖尿病患者不宜慢走、跑步，可采用上肢运动和腹肌训练等，老年糖尿病患者适合平地快走、太极拳、体操、自行车及轻度家务劳动等低等强度运动方式。

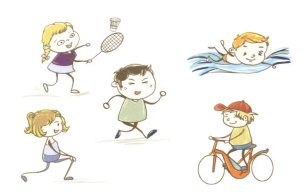

（二）运动量

运动量是运动方案的核心，在制订方案的过程中必须遵循个体化。长期运动可明显改善2型糖尿病患者的胰岛素敏感性，中等强度以下的运动使得肌肉能有效利用葡萄糖和游离脂肪酸。随着运动强度的增高，肌肉对葡萄糖利用的比例逐渐增多，继而血中乳酸堆积，其结果是抑制了脂肪酸的分解，使得血液游离脂肪酸浓度降低。糖尿病运动疗法不仅可以促进肌肉的能量代谢作用，还能改善脂肪组织的代谢，提高脂肪的利用率，因此，中等强度以下的运动也有利于体内脂肪的燃烧。在有效

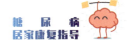

的运动锻炼范围内,运动量的大小由运动强度、运动时间和运动频率三个因素决定。

运动强度决定着运动的效果。一般认为,糖尿病患者的运动强度达到 40%~60% 最大摄氧量时才能改善机体代谢和心血管功能。运动强度过小只能起安慰作用;运动强度过大无氧代谢的比重增加,治疗作用降低,且可能因机体处于氧化应激状态而加重原有并发症对脏器的损害,应予以避免。由于在有效的运动锻炼范围内,运动强度的大小与心率的快慢呈线性相关,因此常采用运动中的心率作为评定运动强度大小的指标。其他常用指标还包括代谢当量(MET)、主观劳累计分(RPE)和最大摄氧量(VO_2 max)。临床上将能获得较好运动效果,并确保安全的运动心率称为靶心率。靶心率的确定最好通过运动试验获得,即取运动试验中最高心率的 60%~80% 作为靶心率。开始时宜用低强度运动,适应后逐步增加至高限。如果无条件做运动试验,最高心率可通过下列公式获得,即靶心率 =170 – 年龄(岁)。运动中的心率监测除可运用心率监测仪监测以外,通常还可通过自测脉搏的方法来检测。一般在停止运动后立即测 10 秒脉搏数,然后乘以 6 表示 1 分钟脉搏,这与运动中的心率比较接近。测脉搏的部位常取桡动脉、耳前动脉或颞动脉搏动处。

运动时间应根据肌肉能量代谢的特点来确定。肌肉收缩的早期主要以肌糖原供能为主,要消耗脂肪作为能源,每次运动时间推荐在 30 分钟以上。在运动疗法中,运动时间包括准备活动、运动和放松活动三部分,一般为 40~60 分钟,其中达到靶心率的运动时间以 20~30 分钟为宜,如果运动时间过短,达不到体内代谢效应;而运动时间过长,再加上运动强度过大,易产生疲劳,诱发酮症,加重病情。运动一般可从 10 分钟开始,适应后逐渐增加至 40~60 分钟,其中可穿插必要的间歇时间。

研究发现,两次运动间歇超过 3~4 天,运动的效果及蓄积作用就将减少而难以产生疗效。有资料表明,终止运动 3 天,已获得的胰岛素敏感性会随之消失。因此,一般认为每周运动 3~5 次是最适宜的,运动间

第三章 糖尿病的治疗

歇可根据每次运动的运动量大小而定。如果每次运动量较大，间歇时间宜稍长。如果每次运动量较小，且身体条件较好，每次运动后不觉疲劳的患者，可坚持每天运动1次。

总之，运动量合适应为运动时略感气喘但并不影响对话，心率在运动后5~10分钟恢复到运动前水平，运动后轻松愉快，食欲和睡眠良好，虽有疲乏、肌肉酸痛，但短时休息后即可消失。

运动的实施应包括准备活动、运动和最后放松活动三部分。准备活动通常是5~10分钟的四肢和全身缓和伸展的活动，可为慢走、打太极拳或各种保健操等低强度运动，其作用在于使心血管逐渐适应运动，并可改善关节、肌肉的活动效应；运动是用以达到治疗目的的核心部分，是为达到靶心率的中等强度或略低于中等强度的有氧运动；每次运动结束后应有放松活动，放松活动包括5~10分钟的慢走、自我按摩或其他低强度活动，其作用在于促进血液回流，防止突然停止运动，造成肢体淤血，回心血量下降，引起昏厥或心律失常等。

（黄　怡）

第三节　糖尿病健康教育

糖尿病是一种典型的慢性疾病，有效地控制糖尿病除了药物治疗外，还应当配合饮食疗法、运动疗法、血糖监测和健康教育，我们常把这综合治疗的五个方面称为糖尿病治疗的"五架马车"，其中，糖尿病健康教育是糖尿病治疗的关键，贯穿于患者的一生。

一、健康教育的作用

目前，健康教育在糖尿病综合治疗和管理中的作用已越来越受到关注。它能极大地调动患者的主观能动性，提高患者的遵医行为；有效地

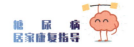

控制糖尿病，成功地预防多种并发症的发生；减少疾病产生的费用，降低社会负担；大大改善人们不健康的生活方式和行为，最终提高患者的生活质量。

二、国内健康教育的现状

尽管通过多年的努力，我国的糖尿病健康教育已经取得了一定的成绩，不少医院或地区已经积极地开展了健康教育工作，但仍存在很多需要改进的地方。首先，专业健康教育人员相对不足，由于没有正规的准入制度，对其缺乏规范化培训，这使得健康教育的质量难以保证。其次，由于客观条件的限制，健康教育主要采用讲座形式，说教性强，实践不足。再者，缺乏针对个体化特征评价健康问题、明确教育目标、实施教育、评价效果。最后，健康教育主要在医院开展，由于人力或经济问题，社区的健康教育或健康教育延续性护理开展仍有困难。

三、健康教育的模式

根据开展健康教育的地点来分类，健康教育的模式主要有"以医院为中心开展的健康教育模式""以社区为中心开展的健康教育模式"和"一体化健康教育模式"。

（一）以医院为中心开展的健康教育模式

医院是开展健康教育的重要场所，不但拥有知识储备良好和临床经验丰富的医护人员，还具有方便开展健康教育的场所，以及集中的需要接受健康教育的患者；更重要的是患者有充足的时间来参与健康教育计划。医护人员的教育使患者更能体会到健康教育的重要性，提高患者的依从性；作为主管医生或者管床护士，也能动态全面地了解患者的治疗方案及健康变化，及时提出指导；在综合医院，可以围绕糖尿病患者健康教育的需求进行多学科会诊，邀请营养科医生开展饮食指导，康复科医生进行运动康复指导等；病区为患者提供了直接接触更多个体的机会，可以进行病友间的交流等。尽管临床健康教育工作在糖尿病健康教育模式中占重要位置，但也面临着需要解决的问题：医生由于工作性质的原因，与患者接触时间相对较短，不能系统、全面、针对性地展开教育；作为健康教育主体力量的护士，由于工作繁忙或角色定位不清，难以投入更多的时间和精力；对于出院患者的随访工作，也由于工作量及人力原因，大部分医院未能很好地开展，导致健康教育缺乏延续性。

（二）以社区为中心开展的健康教育模式

为了做好三级预防工作，政府借鉴国外的经验，再结合我国的实际情况，建立了具有中国特色的社区慢性病综合防治模式。社区主要是进行高危人群干预治疗及糖尿病患者的血糖达标管理，并对高危人群、糖尿病患者进行筛查及建档管理、健康教育及开展随访工作。社区糖尿病健康教育具有服务范围小、容易管理、教育相对简单、费用低等优点。但由于社区医护人员的知识储备相对不足，教育效果不理想。此外，社区的配套资源相对短缺，不能集中吸引社区居民，难以将健康教育工作及随访工作落实到位。

（三）一体化健康教育模式

一体化健康教育模式是指"医院—社区一体化管理模式"。由国内外的经验来看，依托社区开展防治工作，是预防及控制慢性疾病的有效措施。该模式是综合医院和社区卫生服务机构紧密合作，分工负责，共同为社区居民提供全面而方便的糖尿病管理方案。它将医院、社区、疾病预防控制部门及卫生行政部门作为一个整体，整合社会资源，减轻患者医疗负担，进行连续的保健，把各个部门的职能发挥到最佳。在这种模式中，综合医院承担糖尿病的诊断、治疗及并发症筛查、治疗指导工作，同时培训社区医生，提高其糖尿病的理论知识和诊疗水平，从而建立一支专业的社区糖尿病护理团队。社区的职责主要是对高危人群进行筛查并进行以预防为主的健康教育，承担起糖尿病患者管理的职责。这种模式发挥了综合性医院的技术优势和社区卫生服务机构的地域优势，提高了糖尿病患者管理的成本效益。

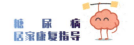

四、健康教育的形式

如何让患者更好地掌握糖尿病基础知识，正确使用降糖药物，自觉进行饮食控制，合理坚持运动，规律有效地进行病情监测，关键在于有一套完整可行的健康教育计划和目标，并且以合理的教育形式教育患者。

在医院，糖尿病健康教育的形式主要包括专题讲座、小组教育、个体化教育形式、糖尿病知识宣传手册及宣传栏、糖尿病患者的门诊随诊、电话随访与咨询指导、糖尿病教育咨询活动、病友联谊活动等。

在社区，糖尿病健康教育的形式主要包括集中宣传教育、召开座谈会、个别指导、举办学习班、咨询门诊或热线服务、定期进行家庭访问和电话交谈、糖尿病防治有奖知识竞赛活动等。

五、健康教育的内容

尽管健康教育的形式多样，但欧洲糖尿病研究协会（EASD）糖尿病教育研究小组制订了糖尿病基础教育内容及目标，主要包括制订饮食计划，应用胰岛素的注意事项，服用口服降糖药的注意事项，完成血糖自我监测，鼓励患者参与治疗和教育，足部护理和治疗，认识慢性并发症的危害性，处理低血糖，糖尿病患者的随访和巩固教育等。

六、健康教育效果的评价指标

评价健康教育可以从三方面开展：首先，从疾病方面，不仅针对糖尿病的治疗效果，主要的客观指标有血糖、糖化血红蛋白、血压、血脂、体重指数等，还应该考虑对并发症发生及进展情况的影响。其次，从知识掌握方面，患者在经过健康教育之后，对疾病认识、相关知识的掌握程度及操作技能是否掌握等。最后，从患者自身观念及生活质量方面，患者在接受健康教育之后，认知与价值体系是否发生了改变，行为方式是否改变等。

（毛晓群）

第四章　糖尿病的居家康复

第四章　糖尿病的居家康复

随着城市化的加速和生活方式的转变，世界各国的糖尿病患者数量都在不断增多，2010年我国已成为全球糖尿病第一大国。糖尿病已成为严重威胁人类健康的慢性非传染性疾病之一，受到世界各国政府的广泛重视。糖尿病本身并不可怕，可怕的是由于长期血糖控制不佳而引起的一系列急性和（或）慢性并发症，不仅增加患者的经济负担，影响患者的生活质量，更会危及患者的生命。

糖尿病属于终身性疾病，一旦被诊断为糖尿病，想要维持高质量的生活水平，唯有从饮食疗法、运动疗法、药物治疗、血糖监测和糖尿病健康教育这"五架马车"开始做好自我管理。在医院，有兢兢业业的医护人员为糖尿病患者从饮食、运动、药物、血糖监测等方面来进行系统管理。但血糖的控制并非单纯药物治疗可以解决，也并非仅靠医护人员的努力所能达到；糖尿病的治疗不仅仅局限在医院，大部分治疗靠居家或在社区进行。研究表明，能做好居家自我管理的患者，其并发症的发生率大大减少。本章将为大家介绍日常生活中糖尿病自我管理的常见知识，以期帮助大家在居家生活中更好的应对糖尿病。

第一节　血糖监测

作为"五架马车"之一，血糖监测是了解和掌握病情、控制情况的最主要手段，让我们了解饮食的规律，找到适合自己的食谱；在运动前后进行血糖监测，可以直观地看到运动带来的血糖变化，让我们合理地

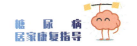

运动；可以为医护人员提供有效数据，有利于及时调整治疗方案，以使病情获得最佳控制；可以及时发现、预防及治疗各种急慢性并发症，最终改善患者的生活质量。

那么居家患者应该掌握哪些基本知识，血糖监测包括哪些项目，如何进行自我的血糖监测，还有监测时需要记录哪些内容呢？

一、血糖的相关概念

1. 血糖

血糖是指静脉血中血浆葡萄糖的浓度。我们常用的末梢指尖血糖是毛细血管中的血糖浓度，它能在一定程度上反映血浆葡萄糖的浓度。

2. 空腹血糖

空腹血糖是指至少 8 小时没有热量摄入后，静脉血中血浆葡萄糖的浓度，正常值是 4.4~6.1 毫摩尔/升。

空腹血糖是影响全天血糖的主要因素，是用药初期观察及药物疗效评价的重要指标；不但能够反映胰岛素分泌水平，还可以指导患者餐前胰岛素的注射量。

3. 餐后 2 小时血糖

餐后 2 小时血糖是指从进食第一口食物后开始计时 2 小时的静脉血中血浆葡萄糖的浓度，正常值是 4.4~7.8 毫摩尔/升。通过餐后 2 小时血糖的监测很容易检测出可能存在的餐后高血糖，因为不少 2 型糖尿病患者空腹血糖不高，餐后血糖却很高，只查空腹血糖，就可能延误病情；而餐后 2 小时血糖还能更好地反映饮食和药物是否合适。

4. 随机血糖

随机血糖是指任意时间进行的血糖监测，反映机体目前的血糖水平。

5. 夜间血糖

夜间血糖是指凌晨 2~3 点的血糖，是人体 24 小时中血糖的最低点。监测夜间血糖有利于发现夜间的低血糖或高血糖。

第四章 糖尿病的居家康复

6. 糖化血红蛋白

糖化血红蛋白可以很好地反映测定前2~3个月患者血糖浓度的总体情况，反映前一段时间血糖的平均浓度，是评价血糖控制的金指标。

餐后2小时血糖、随机血糖、夜间血糖统称为"非空腹血糖"。血糖控制水平见表4-1。

表4-1 血糖控制水平

	理想（毫摩尔/升）	尚可（毫摩尔/升）	差（毫摩尔/升）
空腹血糖	4.4~6.1	≤ 7.0	> 7.0
非空腹血糖	4.4~8.0	≤ 10.0	> 10.0
糖化血红蛋白（HbA1c，%）	<6.5	6.5~7.5	> 7.5

二、分段血糖监测及监测频率

日常常用的自我血糖监测时间点有7个点（表4-2）。早餐、午餐或晚餐前血糖监测可以指导患者调整食物的量和餐前注射胰岛素的量；早餐、午餐或晚餐后血糖监测能发现餐后2小时血糖控制情况；而睡前血糖监测，能防止出现夜间低血糖或清晨空腹高血糖。

表4-2 自我血糖监测的7个点

血糖监测的7个点							
早餐		午餐		晚餐		睡前
前	后	前	后	前	后	

注："后"是指餐后2小时的血糖

除了常规血糖监测时间点检测血糖外，我们在运动前后、驾车前后、出现低血糖症状时等均需根据实际情况进行血糖检测，有助于我们及时发现异常情况，避免低血糖发生。日常末梢指尖血糖监测的时间点该如

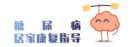

何分配呢？常用的有四段血糖监测法（空腹+三餐后血糖监测）、七段血糖监测法（三餐前后血糖监测+睡前血糖监测）、八段血糖监测法（三餐前后血糖监测+睡前血糖监测+午夜血糖监测）。

居家患者可以规律分配各个时间点的血糖监测，将原本在一天内监测的7个点血糖分配到7天里完成（表4-3），或者间隔几天，挑选一天完整地监测7个点血糖。如果病情稳定，则可以将间隔时间变成1周或1个月。

表4-3　一周血糖监测的时间点

早餐		午餐		晚餐		睡前
前	后	前	后	前	后	
周一	周二	周三	周四	周五	周六	周日

注："后"是指餐后2小时的血糖

需要提醒大家的是：除了在家做好日常血糖监测外，需定期携带记录本回医院复诊。记录血糖可根据自己的情况设计，如表4-4所示。复诊时及时听取医生的意见，并进行每月检测静脉空腹血糖或餐后2小时血糖，还有每3个月进行一次糖化血红蛋白的检测。自我血糖监测时间及频率建议可参考表4-5。

表4-4　血糖监测日记表及范例

	胰岛素或口服药剂量		自我血糖监测						备注
日期	时间	治疗药物	早餐		午餐		晚餐		睡前
			前	后	前	后	前	后	
3月13日	7:30	8单位胰岛素	5.9						
	11:30	8单位胰岛素			7.0				
	17:30	8单位胰岛素					6.8		

注：应记录监测的时间；与吃饭的关系；监测结果；用药的时间、种类、剂量；备注栏填写任何可能影响血糖的因素、是否有低血糖反应等。"后"是指餐后2小时的血糖

表 4-5　自我血糖监测时间及频率建议表

监测频率	适用人群	监测时间
1~4 次／天	注射胰岛素或口服促胰岛素分泌剂	餐前
3~4 次／天	1 型糖尿病患者	餐后 2 小时
在日常监测频率基础上增加次数	生病或剧烈运动前	睡前
1~2 天／周	血糖控制良好、病情稳定	夜间
监测频率至血糖得到控制	血糖控制差，不稳定或急性病者	具体时间根据医嘱和个体差异而定

三、居家末梢指尖血糖检测技术

居家怎样做好末梢血糖检测，下面为大家详细介绍操作方法。

1. 选择扎针部位

血糖检测的部位可以选择手指、大小鱼际、足趾、耳垂、足跟等，一般选择手指指腹两侧，不要选择指尖和指腹。应避开有红、肿、热、痛、瘢痕、硬结的手指。

2. 消毒扎针部位

消毒液要选择 75% 乙醇，待乙醇干后再采血。

3. 安装试纸

插入试纸后，血糖仪自动开启；确保血糖仪显示的代码和试纸瓶上的代码一致。

4. 采血

手臂下垂 10~15 秒，用采血针刺手指尖侧缘皮肤，弃去第一滴血，推压手指两侧血管至指端，获得一小滴饱满血样，切记勿挤压！当血糖仪屏幕上出现闪烁的血滴符号时，将试纸轻触血滴，血滴就会自动吸入。采血时，不要让试纸压在血滴上。血量要一次性采够。采集后需用棉签按压针刺点 1~2 分钟。

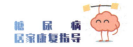

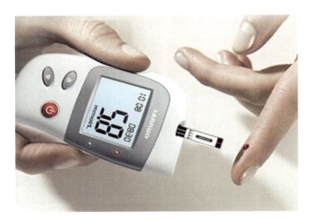

采血示意图

5. 等待结果并记录

等待5秒,血糖检测结果显示在屏幕上,记录血糖检测结果。取出试纸,仪器自动关机。

6. 注意事项

(1)检测血糖时应轮换采血部位,避免同一部位重复扎针。

(2)为减轻疼痛程度,应在手指侧面采血,而不是在指尖或指腹采血,将采血针紧靠在手指侧面。

(3)采血针丢弃在指定的专用容器中,防止扎伤。居家检测血糖时,可以将针头集中丢在硬纸盒、矿泉水瓶或其他坚硬可密封的容器中,定期带回就近的医疗机构进行处理。

(4)试纸应保存在密封的原装容器里,放置于干燥、避光的环境中;每次取出试纸后应立即盖紧瓶盖;注意试纸的失效期,务必在有效期内使用。

(5)影响检测结果的因素:①手指温度(寒冷致血管收缩,影响血糖值);②血量太少,用力挤血;③血糖试纸保管不当(过期、潮湿、氧化等);④血糖仪或检测窗不干净;⑤血糖仪和血糖试纸不配套;⑥血糖仪电池不足;⑦环境温度、湿度差异太大;⑧取血部位残留乙醇。

四、居家血糖监测的常见问题

（一）糖化血红蛋白监测能不能代替末梢指尖血糖监测

糖化血红蛋白是反映抽血前2~3个月的平均血糖水平，其正常值为4%~6%，控制目标为小于6.5%。若患者某一次血糖升高，而糖化血红蛋白正常，说明近2~3个月平均血糖控制还可以；若单次血糖正常，而糖化血红蛋白明显升高，则说明近2~3个月血糖控制不够好。

然而，糖化血红蛋白并不能代替日常的血糖监测，因为糖化血红蛋白不能反映即时的血糖水平，不能只通过检测糖化血红蛋白看血糖的平均状态，而要通过监测各个时间、各个餐次的血糖值，为治疗提供依据。根据三餐前后的血糖变化，调整口服药物和胰岛素的用量。因此，糖化血红蛋白和血糖监测两者的用途是不一样的，两者应该结合起来运用，综合观察血糖控制水平。

（二）自我感觉良好，是否可以停止监测血糖

血糖监测是糖尿病控制的重要组成部分，任何阶段都需要进行血糖监测，可以根据病情适当调整监测的次数。当患者的血糖水平稍高于正常时，一般自我感觉良好，但是细胞和血管可能正在发生病理性的损伤。当血糖水平远高于正常时，有可能患者感觉不到高血糖带来的轻微症状，往往容易误把感觉乏力、烦躁易怒这些症状归因于"年龄"或"压力"等原因；这时，患者并发眼部、肾脏和神经病变的危险性增大。当血糖水平非常高时，常会出现有多尿，夜尿增多，疲惫感增加，并且喜怒无常；患者家属可能会认为患者到了"更年期"或"抑郁"了，这时患者可能已经发生严重的并发症，甚至危及生命。

（三）怎么选择血糖仪及注意事项

首先，需考虑血糖仪的准确性，准确性欠缺容易导致病情判断失误。许多居家患者反映使用血糖仪检测的血糖数值跟医院检测的有差别，可能是与血糖仪未定期进行维护和保养有关，导致准确性降低。其次，为

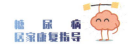

了方便日常生活，建议挑选操作简便、测试时间短的血糖仪。对于老年糖尿病患者，尽可能选择记忆容量大的血糖仪，以防患者未能做好个人血糖记录时，可以查询以往的血糖情况，为复诊提供病情资料。最后，由于患者需要长期监测血糖，因此还需考虑配套试纸的价格问题，尽量挑选有效期长、不易氧化、可在规定时间内续加血量的试纸。

（四）偶尔检测一次血糖，血糖值可靠吗

许多条件不允许的患者，会选择每周、复诊时或更长时间去医院测一次血糖，且大部分是检测空腹血糖，并以此判断血糖控制情况。这种根据一次血糖检测结果对病情控制进行判断是非常不可靠的。饮食、运动、情绪、睡眠及服药等多种因素，都可能对血糖产生影响。例如，若在检测前运动过多，会导致血糖偏低；若空腹未服用药物则可能引起血糖偏高。因此，患者需要做好平时的监测，可以就近选择到卫生所或社区医院多检测血糖，以提供准确的病情变化依据。

（五）日常生活中血糖波动常见的原因及其对策有哪些

血糖波动除了与治疗不当、不遵医嘱服用药物及运动有关外，还会受到情绪、季节、失眠、生病等因素的影响。面对这些"非五驾马车"因素带来的血糖波动，糖尿病患者该如何应对呢？

发怒、激动、悲伤、紧张、焦虑等情绪变化会使具有升高血糖作用的激素分泌量增加，进而导致糖尿病患者血糖波动。此时，应保持平稳心情，可以通过聆听音乐、找朋友倾诉等，舒缓个人情感。失眠不仅会使升糖作用的激素分泌增加，加重胰岛素抵抗，还会影响患者食欲，打破正常的饮食规律，使血糖波动。失眠的常见原因可能是紧张，由于知识缺乏而担心病情，或是夜尿增加引起。因此，可以调节心情，主动学习有关疾病的知识，积极配合医生治疗并发症。

在春夏交替、秋冬季节人们易患感冒、呼吸系统及心脑血管系统疾病，会导致血糖波动。此外，夏季，糖尿病患者出汗多或补充水分不足，血液浓缩也会使血糖升高；冬季，糖尿病患者的运动量减少，寒冷刺激也会出现血糖波动。因此，春夏交替及秋冬季节糖尿病患者要根据气温的变化适量增减衣服，注意膳食营养，坚持锻炼身体，从而增强机体的抵抗力，避免血糖波动。夏季出汗过多者，可以每日饮2500毫升左右的水，防止体液大量丢失带来的血糖波动，应避免口渴时一次性大量饮水。

（毛晓群）

第二节 居家药物调整

目前降糖药物种类繁多，各类都有不同的作用机制和适用人群。盲目用药往往会导致不良后果，轻者可能错过最佳的治疗时机，重者可能严重危害患者的身体健康甚至生命安全。因此，糖尿病患者应当前往医院就诊，专科医生会根据患者的具体情况，如体重、血糖、胰岛及其他脏器功能等，结合患者经济状况、依从性等诸多方面综合考虑，为患者制订个体化治疗方案，这样才有可能取得良好的治疗效果。

因为在糖尿病患者中普遍存在用药不合理的现象，所以，患者了解糖尿病分型、降糖药物分类及如何用药等基础知识是非常有必要的。根据使用途径的不同，降糖药物主要分为口服降糖药物和注射降糖药物，前者主要包括促胰岛素分泌剂、双胍类药物、胰岛素增敏剂、α 葡萄糖苷酶抑制剂和二肽基肽酶Ⅳ（DPP-Ⅳ）抑制剂；后者主要包括胰升糖素样多肽1（GLP-1）受体激动剂和各种类型的胰岛素。合适的降糖药物对于糖尿病患者来说非常重要，正确的用药时间同样非常重要。同一种降糖药物，不同时间用药，降糖效果可能明显不同。合理调整用药时间可以显著提高治疗效果，避免血糖异常波动。

1. 促胰岛素分泌剂

促胰岛素分泌剂包括磺脲类（常用的有格列本脲、格列吡嗪、格列

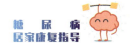

喹酮等)和格列奈类(常用的有瑞格列奈、那格列奈等)。磺脲类药物的最佳服用时间通常为餐前 30 分钟;格列奈类药物起效时间更快,推荐餐前 15 分钟或餐时服用。药物之间的作用强弱、起效时间和持续时间不同,因此不宜联合使用。

2. 双胍类

目前常用的双胍类制剂是二甲双胍。由于此类药物是酸性化合物,对胃肠道刺激较大,因此建议餐后服用。

3. 胰岛素增敏剂

胰岛素增敏剂即噻唑烷二酮类,常用制剂包括罗格列酮、吡格列酮等。此类药物的疗效通常不受进餐影响,可于空腹或进餐时服用。

4. α 葡萄糖苷酶抑制剂

α 葡萄糖苷酶抑制剂的常用制剂包括阿卡波糖、伏格列波糖等。此类药物的服药方式较特殊,应在进餐时与第一口饭同时嚼服。

5. DPP-Ⅳ 抑制剂

DPP-Ⅳ 抑制剂的常用制剂包括西格列汀、沙格列汀等。此类药物可与食物同服,也可以不与食物同服。

6. GLP-1 受体激动剂

GLP-1 受体激动剂的常用制剂包括艾塞那肽、利拉鲁肽等。这类药物主要通过激动 GLP-1 受体、促进胰岛素分泌等方式降低血糖。此类药物需注射给药。艾塞那肽每日 2 次,通常于早、晚餐前 1 小时内皮下注射。利拉鲁肽每日 1 次,可于一天内任意时间皮下注射,通常推荐每日同一时间点使用。

7. 胰岛素和胰岛素类似物

目前有多种类型的胰岛素和胰岛素类似物可供选择,一般可分为速效、短效、中效、长效和预混制剂,通常均需通过皮下注射给药。速效胰岛素类似物常于三餐前 15 分钟皮下注射。短效胰岛素于三餐前 30 分钟皮下注射。中效胰岛素可于早晨或晚上皮下注射,通常配合短效胰岛

第四章　糖尿病的居家康复

素或速效胰岛素类似物使用，应由专业医生决定每日注射次数。长效胰岛素或长效胰岛素类似物通常每日一次在固定的时间皮下注射给药。目前常规采用胰岛素注射笔配合胰岛素笔芯（或特充胰岛素）注射胰岛素，市面上主流胰岛素笔芯为3毫升，含有胰岛素300单位，即每1单位胰岛素为0.01毫升。注射部位可选择脐周腹壁、上臂、大腿和臀部。脐周腹壁注射吸收快、痛感相对较低，通常作为首选胰岛素注射部位。需要注意的是，胰岛素应注射进入皮下脂肪组织才能高效发挥作用，一般建议避开腰带的部位，且不要多次在同一部位皮下注射。

一般来说，当一种药物不能达到良好降糖效果时，可加用其他类药物，不过应注意避免同类药物联合使用。通常的联合方案有磺脲类+双胍类、磺脲类+α葡萄糖苷酶抑制剂等。如果血糖仍控制不佳，可考虑三联用药。血糖过高的患者可能需要皮下注射胰岛素，有时需要同时使用口服降糖药才能达到良好的降糖效果。

糖尿病患者被确诊后，在饮食、运动等生活干预的基础上，应严格遵从医嘱服药或注射降糖药物。外出活动或赴宴时应随身携带降糖药物，避免暴饮暴食，尽量做到规律饮食，按时用药。速效胰岛素类似物、格列奈类等降糖药应做到进餐用药，不进餐不用药，避免擅自停药导致血糖波动。糖尿病患者应对药物不良反应具有一定的认识。低血糖是多种降糖药物的常见不良反应，多发生于降糖药物摄入过多、锻炼或活动过量、食物摄入不足等情况。低血糖常见症状为心悸、手抖、头晕、出冷汗、明显饥饿感等。患者居家生活出现上述状况时，如有条件可使用血糖仪检测血糖，明确诊断低血糖（通常在3.9毫摩尔/升以下），应即刻进食含糖食物，如糖水、果汁、饼干等。若低血糖症状不断加重甚至出现昏迷时，应及时就医，并在专科医生指导下调整降糖治疗方案。对于降糖药物的其他不良反应，如皮肤瘙痒、呕吐、腹胀等，应加强糖尿病患者及家属的认知程度，掌握预防和初期应对措施，及时在专科医生的指导下调整治疗方案或进行对症治疗。

每位糖尿病患者都应该牢记，糖尿病药物治疗具有多样性和复杂性，

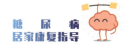

其具体剂量和方案往往需要专科医生根据患者病情进行个体化调整。在病情相对稳定的情况下，应该每隔 3 个月前往糖尿病专科医生处复诊一次，进行定期常规检查；在病情波动或出现不良反应时，应及时就诊，寻求专科医生的指导意见。

（宫雅南　陈　兴）

第三节　饮食疗法

　　饮食疗法是预防糖尿病、改善糖尿病患者生活质量和延缓糖尿病并发症的重要措施，贯穿于糖尿病防治的各个阶段。合理控制能量摄入是糖尿病饮食疗法的首要原则，不仅能将体重控制在理想范围内，还可以控制血糖、血压、血脂，并保证糖尿病患者有充沛的体力。

　　人体能量代谢的最佳状态是能量消耗与能量摄入相平衡。能量的供给与自己病情、血糖、尿糖、年龄、性别、身高、体重、活动强度及并发症相关。那么成人如何根据自身情况设计个体化的饮食方案？如何均衡营养？不同病情患者有哪些饮食注意事项？本节为大家一一介绍。

一、饮食疗法的目标

　　饮食疗法的目标包括：①通过平衡膳食，配合运动疗法和药物治疗，将血糖、血压、血脂控制在理想范围，减少引起心血管疾病的危险因素；②保证一般糖尿病患者充沛的体力提供，增强机体抗病能力，提高生活质量；③预防和治疗低血糖、酮症酸中毒等急性并发症；④达到或维持成年人的标准体重：若患者超重，则在 3~6 个月减轻 5%~10%；若患者消瘦，则应通过均衡的营养计划恢复至标准体重，并长期维持。

　　值得注意的是，采取饮食治疗并不意味着让患者完全放弃所喜爱的食物，而是根据患者的饮食习惯制订合理的饮食计划，使其能够按照计划执行。

第四章 糖尿病的居家康复

二、个体化饮食方案的设计

评估体型可使用两种方法：体重评估法和体重指数评估法（表4-6）。标准体重和体重指数的计算方法如下。

（一）计算标准体重并评估体型

（1）标准体重（千克）= 身高（厘米）- 105

（2）体重指数（BMI）= 体重（千克）/身高（平方米）

表 4-6 评估体型的两种方法

	计算公式	肥胖	超重	正常	消瘦
体重评估法	（实际体重 - 标准体重）/标准体重×100%	≥20%	≥10%	±10%	≤20%
BMI评估法	体重（千克）/身高（平方米）	>28	24~27.9	18.5~23.9	<18.5

注：体重是评价能量摄入量是否合适的基本指标，最好定期（每周1次）称体重，根据体重的变化及时调整能量供给量

（二）计算每日热量供应量（表4-7）

每日需要的热量 = 标准体重 × 热量级别

表 4-7 每日热量供给量表［千卡/（千克·天）］

劳动强度	举例	正常	肥胖	消瘦
卧床	—	15~20	15	20~25
轻体力劳动	办公室职员、老师、售货员、钟表修理工	30	20~25	35
中体力劳动	学生、司机、电工、外科医生、体育活动	35	30	40
重体力劳动	农民、建筑工、搬运工、伐木工、舞蹈者	40	35	40~45

（三）食物交换份计算方法

为了方便患者选择食物，主要介绍"食物交换份法"。食物按照来源、性质可分为六大类：谷类、蔬菜类、水果类、肉类、奶类、油脂类。同类食物在一定重量内所含的蛋白质、脂肪、碳水化合物和能量相近，

可以相互交换。

营养师将含有90千卡热量的食物定义为一个单位（份）。只要把总热量除以90千卡就可以换算出每天需要几个单位的食物。即：热量单位（份）= 总热量 ÷ 90。

（四）合理分配各营养素

2016年中国居民膳食指南指出：食物多样，谷类为主；吃动平衡，健康体重；多吃蔬果、奶类、大豆；适量吃鱼、禽、蛋、瘦肉；少盐少油，控糖限酒；杜绝浪费、兴新食尚，其中，全天蛋白质占15%~20%，脂肪占25%~35%，碳水化合物占50%~60%。同样，糖尿病患者饮食原则也要求限制总能量，合理搭配，四低两多（低糖、低脂、低盐、低胆固醇、多纤维、多饮水），兼顾饮食习惯，品种多样，持之以恒。

中国居民平衡膳食宝塔（2016）

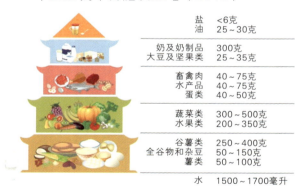

1. 三大营养素

（1）脂肪：1克脂肪可产生9千卡的热量。若每日饱和脂肪酸摄入过多，可导致血清胆固醇增高而引起动脉硬化，诱发心脑血管疾病。因此，应限制动物性脂肪的摄入。植物性脂肪富含不饱和脂肪酸，有降低血清胆固醇、防止心脑血管疾病的作用，所以植物性脂肪应占脂肪总摄入量的40%。富含不饱和脂肪酸的食物有豆类及其制品、蘑菇、香菇、坚果、葵花子油、豆油、玉米等。

第四章 糖尿病的居家康复

（2）碳水化合物：1克碳水化合物可产生4千卡的热量。碳水化合物是人类获取能量最主要的来源，在体内释放能量较快，是神经系统和心肌的主要能源。碳水化合物包括糖类、淀粉、纤维素等，主要存在于谷类食物中，即日常生活中的主食。此外，由于膳食纤维具有降血糖、降血脂、增加饱腹感、保持大便通畅的作用，因此糖尿病患者应适量选择富含膳食纤维的食物，如粗粮、蔬菜、豆类、薯类和水果等。需要强调的是，不吃或少吃主食并不能达到很好控制血糖的目的，应保证每天有150~200克主食量。

（3）蛋白质：1克蛋白质可产生4千卡的热量。蛋白质是人体的物质基础，人体的肌肉和内脏主要由蛋白质组成。糖尿病患者因糖代谢障碍，往往蛋白质消耗增加，因此，每日摄入充足的蛋白质十分重要。患者每日蛋白质的摄入量应占全天饮食总热量的15%~20%，或者每千克体重摄入0.8~1.2克蛋白质，其中优质蛋白应占1/3，如鱼、海产品、瘦肉、蛋类、低脂奶饮品等。

2. 参考能量交换表（表4-8）

可参考能量交换表中简单便捷地按比例分配各类营养物质。

表4-8 能量交换表

能量（千卡）	总交换份	各类食物交换份					
		谷类	蔬菜	肉类	奶类	水果	油脂
1000	11	4	1	2	1.5	1	1.5
1200	13.5	6	1	2	1.5	1	2
1400	16	8	1	2.5	1.5	1	2
1600	18	9	1	3	1.5	1	2.5
1800	20	10.5	1	3.5	1.5	1	2.5
2000	22	11.5	1	4	1.5	1	3
2200	24.5	13.5	1	4.5	1.5	1	3
2400	27	16	1	4.5	1.5	1	3

（五）合理分配三餐

一日至少保证三餐，可以将每日需要的总热量平均分配为 1/3、1/3、1/3，或 1/5、2/5、2/5。口服降糖药或注射胰岛素容易出现低血糖者要求在三餐之间加餐，但需从正餐总热量中扣除。

对于需加餐者，加餐时间一般选择上午 9—10 点、下午 3—4 点、晚上睡前 1 小时。由正餐中匀出 25 克主食作为加餐食物，或者选用低糖蔬菜如黄瓜、西红柿（每天 1 个）等。睡前的加餐食物可以选择吸收相对较慢的牛奶、鸡蛋、豆腐干等，可预防发生夜间低血糖。

（六）根据个人喜好灵活进行食谱设计

为了让大家更好地理解，在这里举一个例子。

例如：患者李先生，男，56 岁，身高 175 厘米，体重 88 千克，公务员。被确诊为 2 型糖尿病。平日有喝一杯牛奶及下午加餐的习惯。目前空腹血糖为 5.8 毫摩尔/升，糖化血红蛋白为 7.6%。医生建议口服二甲双胍，并进行饮食及运动疗法。

针对李先生的具体情况，制订个体饮食方案。

1. 第一步　计算标准体重

计算标准体重：175 – 105=70（千克）

2. 第二步　评估体型

体重评估法：（实际体重 – 标准体重）÷ 标准体重 ×100%=（88–70）÷70×100%=25.7%

BMI 评估法：BMI= 体重（千克）/身高（平方米）=88÷1.75÷1.75=28.7（千克/平方米）

由此可见，李先生为肥胖体型。

3. 第三步　计算全日能量供给量

李先生为公务员，是轻体力劳动肥胖者，每日热量供给量为 20~25 千卡/千克。则全日能量供给量为 70×（20~25）=1400~1750 千卡，若每日以 1400 千卡进行食谱设计，即李先生需要热量份数 =1400÷90=16

份（或查表得出份数）。

4. 第四步 合理分配三餐

考虑到李先生有喝牛奶和下午加餐一次的习惯，选择按 1/5、2/5、2/5 分配，下午加餐一次（从晚餐匀出热量）。

因此，李先生的饮食可按如下方案进行：

早餐：谷类（如面包 2 份）＋ 奶类（1.5 份）。

中餐：谷类（如大米 3 份）＋ 肉类（1.5 份）＋ 蔬菜（0.5 份）＋ 脂肪（1 份）。

下午加餐：水果（1 份）。

晚餐：谷类（如大米 3 份）＋ 蛋类（1 份）＋ 蔬菜（0.5 份）＋ 脂肪（1 份）。

三、常见食物热量换算

每一份食物（90 千卡）的量如表 4-9。

表 4-9　常见食物热量换算表

种类	食物	重量	代谢产能
主食类	大米、小米、高粱米、玉米粒、面粉、米粉、各种挂面等	25 克	90 千卡
蔬菜类	白菜、菠菜、西红柿、冬瓜、黄瓜、绿豆芽、芥蓝、茄子、韭菜、芹菜等	500 克	90 千卡
	胡萝卜、洋葱、蒜苗、豌豆、南瓜等	200~250 克	90 千卡
	百合、芋头、山药、藕、红薯等	100~150 克	90 千卡
肉蛋类	熟火腿、香肠、肥瘦猪肉等	20~25 克	90 千卡
	熟叉烧、熟酱牛肉、熟酱鸭、大肉肠等	35 克	90 千卡
	瘦猪肉、牛肉、羊肉、排骨、鸭肉、鹅肉等	50 克	90 千卡
	鸡蛋、鸭蛋、松花蛋、鹌鹑蛋等	60 克	90 千卡
	带鱼、鲫鱼、草鱼、鲤鱼、对虾、青虾、鲜贝等	80 克	90 千卡

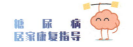

续表

种类	食物	重量	代谢产能
大豆类	腐竹、大豆、黄豆等	25克	90千卡
水果类	梨、苹果、桃、橘子、橙子、柚子、猕猴桃、樱桃、李子、葡萄等	200克	90千卡
奶类	脱脂奶粉、奶酪	25克	90千卡
	无糖酸奶、羊奶、牛奶等	130~160克	90千卡
油脂类	花生油、豆油、玉米油、菜籽油、香油、猪油、牛油、黄油等	10克	90千卡

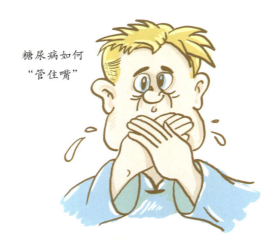

糖尿病如何"管住嘴"

四、饮食疗法的注意事项

（一）运动饮食

低血糖是糖尿病患者运动最常见的不良反应之一，因此，应在运动前进行自我血糖监测。若血糖水平为10.0~16.8毫摩尔/升，可不必进食，合理运动；若血糖水平为4.4~10.0毫摩尔/升，则应补充一份主食或水果；若血糖水平小于4.4毫摩尔/升，则应补充2~3份主食。

第四章　糖尿病的居家康复

（二）特殊病情患者饮食

（1）完全无法遵照饮食计划时，则应补充糖类。每 1~2 小时摄取含 15 克糖类食物或每 3~4 小时摄取含 50 克糖类食物以预防低血糖，且应多补充水分。如果患者持续有呕吐、腹泻或高热症状，应迅速到医院就诊。

（2）肾功能损害者，蛋白质的摄入为每日每千克标准体重 0.6~0.8 克，并以优质动物蛋白为主，限制主食、豆类及豆制品等植物蛋白。

（3）糖尿病足患者由于营养丢失过多，可放松对热量摄入的限制，鼓励患者进食含优质蛋白高的食物。

（三）其他

（1）为了降低饥饿感，饮食可以适当增加一些低热量、高体积的粗纤维食物，如西红柿、玉米、黄瓜等。

（2）少吃煎炸食物，宜多采用清蒸、炖、煮、凉拌等烹调方法。少吃坚果类食物，每日胆固醇的摄入量应少于 300 毫克。

（3）不能随意进食淀粉含量高的食物，需与主食交换。

（4）严格限制白糖、红糖、蜂蜜、果酱、巧克力、糖果、含糖饮料、冰激凌及甜点的摄入。可以选择口含甜叶菊等改善口感。

（5）病情稳定的成年糖尿病患者若想饮酒，每日饮酒量应适度（成年女性≤1份，成年男性≤2份）。病情不稳定者或伴有肝肾功能异常者，禁止饮酒。

（李永洁）

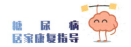

第五章 糖尿病的并发症及防控

第一节 糖尿病的并发症

糖尿病是一组由遗传、环境、免疫等因素引起的胰岛素分泌缺陷病或其生物学作用障碍导致的、以高血糖为特征的代谢性疾病。糖尿病并发症的分为慢性并发症及急性并发症两类。

一、慢性并发症

（一）大血管病变

1. 冠心病

糖尿病患者冠心病的发病率是非糖尿病患者的4~5倍，糖尿病患者冠心病的病死率占非糖尿病患者病死率的70%~80%，45岁以下年轻人病死率是非糖尿病患者的10~20倍。

2. 高血压

糖尿病患者高血压的发病率比非糖尿病患者高30%~50%，肥胖的2型糖尿病患者约有80%合并高血压。高血压可加重糖尿病肾损害，引发肾性高血压。

3. 脑血管疾病

糖尿病患者脑血管疾病的发病率是非糖尿病患者的3倍，主要包括多发闭塞性血管病变、脑梗死、继发性癫痫、脑软化、脑性痴呆等。

4. 大血管动脉硬化

糖尿病患者发生大血管动脉硬化可引发下肢发凉、皮肤温度降低、动脉血管搏动减弱或消失，出现皮肤营养不良，合并肢体坏疽等严重并

第五章　糖尿病的并发症及防控

发症。

（二）微血管病变

1. 糖尿病性视网膜病变

糖尿病性视网膜病变是影响糖尿病患者生活质量最主要的疾病之一。糖尿病眼底病变发生率是非糖尿病患者的25倍。视网膜病变分为6期，1~3期为单纯性视网膜病变期，若积极治疗，可以好转；4~6期为增殖期，此期难以控制，不可逆转，是导致视力减退及失明的主要原因。1型糖尿病患者得病5年，糖尿病性视网膜病变发病率为5%；病程10年则发病率增加到50%~60%；病程15年，则80%的糖尿病患者有不同程度的视网膜病变。2型糖尿病患者视网膜病变的发病率大致与1型糖尿病患者相同。

2. 糖尿病肾病

糖尿病肾病是威胁糖尿病患者的严重并发症，可导致肾衰竭，发生尿毒症，是糖尿病患者死亡的主要原因。

糖尿病肾病分为5期：1~2期，一般化验检查不出来；3期，又称早期肾病，若积极治疗，可以恢复；4期，又称临床肾病期；5期，又称终末肾病期，可发生尿毒症。1型糖尿病患者，病程15年，有30%~40%的患者并发糖尿病肾病；2型糖尿病患者糖尿病肾病的发病率超过25%。做肾透析的患者中，糖尿病患者占60%~80%。

（三）糖尿病性神经病变

糖尿病性神经病变是最常见的并发症，90%以上的糖尿病患者合并有糖尿病性神经病变。主要症状有以下几个方面。

1. 感觉障碍

肢体疼痛、肢体麻木、有蚁走感、灼烧感等。

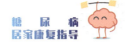

2. 运动障碍

肌肉萎缩、腱反射减弱或消失等。

3. 自主神经功能障碍

皮肤干燥、少汗、指甲或趾甲营养障碍。

4. 脑神经病变

神经性耳聋、眼球活动障碍等。

5. 自主神经病变

食欲减退、腹泻或便秘、性功能障碍、尿失禁等。

6. 心血管自主神经症状

心动过速、心肌梗死、下肢过冷等。

7. 精神障碍

焦虑、烦躁、情绪易波动、失眠、记忆功能减退等。

（四）糖尿病足

糖尿病足是多种因素引起的严重糖尿病并发症。糖尿病患者足部病变的发生率是非糖尿病患者的17倍，截肢率是非糖尿病患者的20~40倍。

二、急性并发症

（一）感染

糖尿病患者的高血糖状态有利于细菌在体内生长繁殖，同时也抑制了白细胞吞噬细菌的能力，使患者的抗感染能力下降。常见的有呼吸道感染、泌尿系统感染、皮肤感染等。

（二）酮症酸中毒

1型糖尿病患者发生酮症酸中毒大多是由于中断胰岛素或胰岛素用量不足。2型糖尿病患者大多是因为存在应激因素，如感染、创伤、药物等。采取胰岛素治疗的1型糖尿病患者应激状况下也可发生酮症酸中毒。其常见诱因有以下几方面。

第五章　糖尿病的并发症及防控

1．感染

呼吸道感染最为常见，如肺炎、肺结核等。泌尿系统感染如急性肾盂肾炎、膀胱炎等。此外，还有阑尾炎、腹膜炎、盆腔炎等。

2．应激

急性心肌梗死、心力衰竭、脑血管意外、外伤、手术、麻醉及严重的精神刺激。

3．妊娠

尤其是在妊娠后半阶段，由于胰岛素的需求显著增加，可能诱发酮症，甚至酮症酸中毒。

4．其他

某些药物如糖皮质激素的应用。某些疾病如库欣综合征、肢端肥大症、胰高血糖素瘤等。

（三）高渗性非酮症糖尿病昏迷

高渗性非酮症糖尿病昏迷的发病原因有以下几方面。

1．应激和感染

如脑血管意外、急性心肌梗死、急性胰腺炎、消化道出血、外伤、手术、中暑或低温等应激状态。感染，尤其是上呼吸道感染、泌尿系统感染等是最常见的诱因。

2．摄水不足

老年人口渴中枢敏感性下降，卧床患者、精神失常或昏迷患者及不能主动摄水的幼儿等也容易摄水不足。

3．失水过多和脱水

如严重的呕吐、腹泻，大面积烧伤患者，神经内、外科脱水治疗，透析治疗等。

4．高糖摄入和输入

如大量摄入含糖饮料、高糖食物，诊断不明或漏诊时静脉输入大量葡萄糖液，完全性静脉高营养，以及使用含糖溶液进行血液透析或腹膜透析等。尤其是某些内分泌疾病合并糖代谢障碍的患者，如甲状腺功能

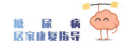

亢进、肢端肥大症、皮质醇增多症、嗜铬细胞瘤等患者更易诱发。

5. 药物

许多药物均可成为诱因，如大量使用糖皮质激素、噻嗪类或呋塞米（速尿）等利尿药、普萘洛尔、苯妥英钠、氯丙嗪、西咪替丁、甘油、硫唑嘌呤及其他免疫抑制剂等，均可造成或加重机体的胰岛素抵抗而使血糖升高，脱水加重。有些药物如噻嗪类利尿药还有抑制胰岛素分泌和降低胰岛素敏感性的作用，从而可诱发高渗性非酮症糖尿病昏迷。

6. 其他

如急、慢性肾衰竭，糖尿病肾病等，由于肾小球滤过率下降，对血糖的清除能力亦下降。

（四）乳酸性酸中毒

乳酸性酸中毒是糖尿病患者葡萄糖氧合过程受到阻滞，葡萄糖酵解增加，产生大量乳酸，乳酸合成大于降解和排泄，使体内乳酸聚积而引起的一种糖尿病代谢性并发症。

（五）低血糖昏迷

低血糖反应是糖尿病在治疗过程中常见的一种并发症。轻度低血糖时可有心慌、手抖、饥饿、出冷汗等表现；严重时可昏迷，甚至死亡。

（江　红）

第二节　糖尿病急性并发症的防控

一、糖尿病酮症酸中毒及昏迷

（一）表现临床

1. 症状

原有糖尿病症状加重，如烦渴、多尿（后期尿减少或尿闭）、消瘦、虚弱等。消化道症状有恶心、呕吐、腹痛等。神经系统症状有头痛、嗜睡等，终至昏迷。

2．体格检查

（1）轻者意识清楚，重者意识模糊、昏迷。

（2）呼吸加深、加速，呼气有酮味，如烂苹果气味。

（3）明显的脱水症状，如皮肤干燥、缺乏弹性，舌干、红，眼球下陷、眼压降低（眼球软）。

（4）循环性虚脱，脉速、细、弱，四肢厥冷，低血压，休克。

（5）体温低于正常，有感染者可升高。

（6）腹部可有压痛，可伴肌抵抗，易误诊为急腹症。

（7）各种反射迟钝或消失，昏迷。

（8）感染病灶。

（二）实验室检查

1．尿糖、尿酮体

尿糖：强阳性。尿酮体：阳性。

2．血糖

血糖明显升高，一般为16.8~28.0毫摩尔/升；高于28.0毫摩尔/升者多系重症，可合并高渗性昏迷。

3．血二氧化碳结合力测定

血二氧化碳结合力低于正常。

4．血清电解质

血清钠及氯化物降低，见于吐泻严重的患者。血清钾在治疗前可为正常或偏低，偶可升高（见于尿量严重减少、尿闭者）；在治疗后尿量增多时，血清钾逐渐下降。

5．血尿素氮、非蛋白氮

血尿素氮、非蛋白氮可升高，在治疗后下降，属于肾前性；如升高程度严重，治疗后下降不甚明显，表示已有肾脏病变。

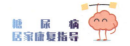

6. 外周血象检查

外周血象检查白细胞往往增高，大多可增高至 $10×10^9$/升以上，有时可增高达 $(20~30)×10^9$/升或更高，甚至出现类白血病反应。

（三）鉴别诊断

以往不知是否患有糖尿病者，诊断的关键在于对原因不明的昏迷患者应考虑有糖尿病酮症酸中毒的可能。疑及本病时，可进行尿糖、尿酮及血糖、二氧化碳结合力等检查。已知患糖尿病者，在发生昏迷时，除可能发生糖尿病酮症酸中毒外，还要考虑其他可能引起昏迷的原因。

（四）防治

1. 监测

每 2 小时测 1 次血糖，测定尿糖和尿酮体，注意电解质和血气变化，并做肝肾功能、心电图等检查，以便及时调整治疗方案。

2. 补液

患者有大量体液丢失，在治疗初期应快速补充生理盐水。如血钠 > 155 毫摩尔/升或血浆渗透 > 330 毫摩尔/升，可先补充低渗盐水（0.45%，77 毫摩尔/升）。最初 2~3 小时，快速滴 2000 毫升，以增加血容量，改善周围循环及肾脏功能。以后滴速逐渐减慢，在第 1 个 24 小时内补液总量一般为 4000~6000 毫升，失水特别严重者可达 8000 毫升。老年人、心功能较差者补液量不超过 4000 毫升。最好参考中心静脉压以确定补液速度和数量。

3. 胰岛素

胰岛素用量一般为每小时 5 单位，加于生理盐水中，静脉滴注。若 24 小时血糖不下降，剂量加倍。用小剂量静脉滴注法，一般患者血糖可在 6~10 小时下降至 14.0 毫摩尔/升以下，所需胰岛素剂量为 50~60 单位。在血糖下降至 ≤ 14.0 毫摩尔/升时，减少胰岛素用量，可每小时滴注 2~4 单位（溶于 5% 葡萄糖内），直到患者可以进食，改为 6 小时皮下注射 1 次。

第五章　糖尿病的并发症及防控

4. 补钾

急性并发症患者常伴失钾，经补液已排尿时就应开始静脉补钾，24小时补氯化钾总量为6~10克。若有肾功能不全、血钾过高（≥6.0毫摩尔/升）或无尿时，则暂缓补钾。

5. 补碱

一般不补碱性药物，胰岛素治疗后酮体的产生即被控制，酸中毒可被纠正。但当动脉血pH≤7.0时，可用小剂量碳酸氢钠。补碱后应监测动脉血气分析。

6. 其他治疗

（1）控制感染。

（2）给予维生素。

（3）洗胃、灌肠。呕吐频繁者，暂不给进食，用温盐水或5%碳酸氢钠溶液洗胃，将残存的胃内容物排空，有利于尽早恢复饮食。在危急状况过去后，如无通便，应进行灌肠，有利于胃肠功能的恢复。

（4）注意保暖，清洁口腔，避免烫伤，防止褥疮。

在控制糖尿病酮症酸中毒后，逐步过渡到平时的饮食，坚持胰岛素治疗，应对患者及家属进行宣教，以免日后再度发生此类严重并发症。

（5）并发症的治疗。

7. 预防

（1）糖尿病患者及其家属要掌握糖尿病的基本知识，提高对糖尿病酮症酸中毒的认识。一旦怀疑本病，应尽早到医院就诊检查。

（2）1型糖尿病患者要坚持合理地应用胰岛素。1型糖尿病患者胰岛素严重缺乏，需终身使用胰岛素，不得随意减量，更不能中断治疗，以保证血糖处于良好的控制状态。

（3）2型糖尿病患者应合理应用药物。一般情况下，2型糖尿病不易发生酮症，但在合并一些急性危重疾病如感染、大手术及外伤等应激情况时，有可能发生酮症酸中毒，此时要密切监测血糖、尿糖、尿酮体，

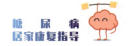

血糖明显增高和出现应激情况时要使用胰岛素治疗。

（4）糖尿病患者需经常监测血糖，有条件者可行自我血糖监测。在合并应激情况时应每日监测血糖。

二、糖尿病非酮症性高渗综合征

糖尿病非酮症性高渗综合征是糖尿病的严重急性并发症，大多发生于老年 2 型糖尿病患者，主要原因是体内胰岛素相对不足，出现了引起血糖急剧升高的因素，同时伴有严重失水，导致血糖显著升高。本症常伴有神经系统功能损害的症状，严重者出现昏迷，病情危重，死亡率高。

（一）治疗

1. 监测

监测血糖、电解质及其他有关指标。伴有心功能不全者监测中心静脉压，以指导输液速度和补液量。

2. 补液

立即补液纠正脱水状态。血压偏低、血钠≤ 150 毫摩尔/升者用生理盐水；血钠≥ 150 毫摩尔/升且无低血压者可补 0.45% 氯化钠溶液。补液速度先快后慢。血糖下降到 13.9 毫摩尔/升时可改为 5% 葡萄糖液加胰岛素。补液总量一般按体重的 10%~12% 计算。

3. 胰岛素

胰岛素的剂量和用法与糖尿病酮症酸中毒相似，血糖不宜降得过低。

4. 其他

补钾方法同糖尿病酮症酸中毒。还应去除诱因，防治感染，防治其他并发症。

（二）预防

（1）定期自我监测血糖，保持良好的血糖控制状态。

（2）对于有中枢神经系统功能障碍不能主动饮水者，要记录每日水的出入量，保持水、电解质平衡。

第五章 糖尿病的并发症及防控

（3）糖尿病患者因其他疾病需使用脱水治疗时，要监测血糖、血钠和渗透压。

（4）糖尿病患者发生呕吐、腹泻、烧伤、严重感染等症状时，要保证供给足够的水分。

（5）鼻饲饮食者常常给予高能量的混合奶以保证能量供应，此时要计划好每日的水摄入量，每日观察尿量。

三、乳酸性酸中毒

乳酸性酸中毒主要是体内无氧酵解糖的代谢产物——乳酸大量堆积，导致高乳酸血症，进一步出现血 pH 降低，即为乳酸性酸中毒。糖尿病合并乳酸性酸中毒的发生率不高，但病死率很高。大多发生在伴有肝、肾功能不全或伴有慢性心肺功能不全等缺氧性疾病的糖尿病患者，尤其是服用苯乙双胍者。

（一）治疗

1. 监测

应监测血糖、电解质、血气分析和血乳酸浓度。

2. 补液

补充生理盐水，血糖无明显升高者可补充葡萄糖液，并可补充新鲜血液，改善循环。

3. 补碱

尽早大量补充碳酸氢钠，每 2 小时监测动脉血 pH，当 pH 上升至 7.2 时，暂停补碱并观察病情，否则有可能出现反跳性代谢性碱中毒。

4. 其他治疗

注意补钾和纠正电解质紊乱。疗效不明显者可做腹膜透析，以清除乳酸和服用的双胍类降糖药。

（二）预防

（1）严格掌握双胍类药物的适应证，对伴有肝肾功能不全、慢性

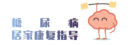

缺氧性心肺疾病、食欲不佳、一般情况差的患者禁用双胍类降糖药。

（2）二甲双胍引起乳酸性酸中毒的发生率显著低于苯乙双胍，因此建议需用双胍类药物治疗的患者尽可能选用二甲双胍。

（3）使用双胍类药物的患者在遇到急性危重疾病时，应暂停本药，改用胰岛素治疗。

（4）长期使用双胍类药物者要定期检查肝肾功能，心肺功能，测定血乳酸浓度，若有不适宜用双胍类药物的情况，应及时停用。

四、糖尿病患者的低血糖

（一）类型

常见的糖尿病患者的低血糖有以下两类。

1. 反应性低血糖

少数 2 型糖尿病患者在患病初期由于餐后胰岛素分泌高峰延迟，可出现反应性低血糖，大多发生在餐后 4~5 小时，尤以单纯进食碳水化合物时明显。

2. 药物性低血糖

糖尿病患者最常见的低血糖与药物治疗不当有关。胰岛素治疗时低血糖常见。口服降糖药物中，磺脲类药物主要刺激胰岛素分泌，所以，各种磺脲类药物用法不当时，均可导致低血糖。

（二）临床表现

发生低血糖时可出现交感神经兴奋的表现，包括心慌、出汗、饥饿、无力、手抖、视物模糊、面色苍白等。中枢神经系统症状包括头痛、头晕、定向力下降、吐词不清、精神失常、意识障碍、昏迷等。部分患者在多次低血糖发作后，会出现无警觉性低血糖，即患者无心慌出汗、视物模糊、饥饿、无力等先兆，直接进入昏迷状态。持续时间长（一般认为 > 6 小时）且症状严重的低血糖可导致不可逆转的中枢神经系统损害。

（三）实验室检查

血糖 ≤ 2.8 毫摩尔/升。

第五章 糖尿病的并发症及防控

（四）治疗

1. 补充葡萄糖

立即给予葡萄糖，轻者口服，重者静脉注射。若无葡萄糖，可口服甜果汁、糖水。

2. 胰高血糖素治疗

采取胰高血糖素皮下注射、肌内注射或静脉注射，由于其作用时间较短，且会再次出现低血糖，因此，在注射后仍要补充葡萄糖或进食。

长效磺脲类药物（如格列本脲、氯磺丙脲等）导致的低血糖往往较持久，患者在给予葡萄糖意识恢复后有可能再次陷入昏迷，需连续观察3日，以保证患者完全脱离危险期。

（五）预防

（1）预防低血糖的关键，是要告诉正在使用促进胰岛素分泌药物或使用胰岛素治疗的糖尿病患者发生低血糖的可能性。

（2）患者应熟悉低血糖的症状及自我处理低血糖的方法。

（3）外出时随身携带病情卡，以便万一发生低血糖昏迷时，能及时得到他人的帮助。

（4）糖尿病患者家属及照顾的人员要充分了解患者使用的降糖药物，监督患者不误用或过量使用降糖药物。

（5）老年患者血糖不要控制太严，空腹血糖≤7.8毫摩尔/升、餐后血糖≤11.1毫摩尔/升即可。

（6）病情较重、无法预料患者每餐进食量时，可以先吃饭，然后再注射胰岛素，以免患者尚未进食就用胰岛素而发生低血糖。

（7）初用各种降糖药物时，要从小剂量开始，再根据血糖水平逐步调整药物剂量。

（8）1型糖尿病进行强化治疗时容易发生低血糖，为了减少低血糖的发生，患者要在每餐前、后测定血糖，空腹血糖控制在4.4~6.7毫摩尔/升为宜，餐后血糖小于10毫摩尔/升、晚睡前血糖5.6~7.8毫摩尔/升、凌

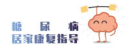

晨3时血糖不低于4毫摩尔/升为宜。

（江　红）

第三节　糖尿病慢性并发症的防控

糖尿病慢性并发症的基本病理改变为动脉硬化和微血管病变。血管病变非常广泛，动脉、静脉和毛细血管均可累及。糖尿病患者的动脉粥样硬化发病率远比非糖尿病患者高。此外，常并发许多脏器病变，包括心、脑、肾、眼底和下肢血管等。

（一）糖尿病眼部并发症

糖尿病眼部并发症是致盲的主要原因之一。有研究显示，糖尿病患者失明的危险性是普通人群的25倍。糖尿病患者常见不同程度的各种眼部并发症，眼部结膜、角膜、虹膜、晶体、视网膜、视神经、眼外肌、眼眶及附近结构都可能受到糖尿病的影响，眼部的主要并发症为糖尿病视网膜病变。糖尿病视网膜病变的主要因素是糖尿病控制程度及病程，而受糖尿病的发病年龄、性别及类型的影响不大。糖尿病视网膜病变的发病机制尚未完全阐明，一般认为是在遗传因素的基础上，视网膜微血管对新陈代谢、内分泌及血液损害的反应，也是眼部特有的病变，跟组织缺氧、血液黏稠度和凝固异常、内皮细胞损坏、生长激素及生长因子异常相关。病变过程主要分为以下3期。

第1期：非增殖期糖尿病视网膜病变。该期可出现微血管瘤，一般多为圆形，边界不清，可有浅层条状或火焰状出血斑，出血斑于几周内被吸收。还可有渗出斑。硬性渗出位于视网膜外丛状层，为含脂蛋白和糖类的边界清楚的白色蜡样损害，呈点状或斑状，边界清晰，也可融合为大片状。检眼镜可见黄白色斑位于后极部呈环状或半环状围绕黄斑，也可位于其他部位。软性渗出呈灰白色，为神经纤维层膨胀性损害，位

第五章 糖尿病的并发症及防控

于距视盘 3~4 个视盘直径范围内，沿上下大血管分布。还有视网膜水肿及视网膜动静脉改变。

第 2 期：增生期糖尿病视网膜病变及其并发症。在第 1 期病变的基础上，由于严重的组织缺氧及退行性变，视盘及其附近血管与纤维组织增生，进而新生血管退行性变和纤维组织牵拉，使新生血管破裂出血。反复出血到视网膜前或玻璃体内，未能吸收的血可形成厚的机化膜，造成视力障碍。机化膜收缩可导致牵拉性视网膜脱离，当牵拉成视网膜裂孔时，可致孔源性视网膜脱离导致眼球萎缩而失明。

第 3 期：糖尿病性黄斑病变。包括侵犯黄斑的视网膜内病变（水肿、渗出与出血）、玻璃体视网膜病变及增生性视网膜病变，表现为黄斑的中心凹反射消失或仅有色素紊乱，荧光血管造影显示局部缺血为毛细血管无灌注区。局部可见出血、渗出、微动脉瘤和水肿。

糖尿病眼部并发症的预防。包括：①饮食及药物控制血糖，控制血糖在正常范围，力求降低视网膜病变的危险性；②定期监测眼底、视力，最好半年一次；③使用改善血液黏稠度、减少毛细血管通透性的药物；④降脂治疗。

关于糖尿病眼部并发症的治疗，包括全身用药和局部治疗两方面。

1. 全身用药

预防方案均适用，可使用改善血液黏稠度，减少血小板聚集的药物。有研究表明，组胺受体拮抗剂可防治视网膜病变，组胺受体拮抗剂 H_1、H_2 可降低视网膜血管的渗透性，减少视网膜上皮细胞紧密连接蛋白的表达。因此，可用组胺受体拮抗剂防治糖尿病视网膜病变。自由基清除剂如维生素 E 可减少脂质过氧化物的产生，保护内皮细胞。同时有研究显示，尽管自由基清除剂可清除自由基，但它对毛细血管、微动脉瘤的形成无明显抑制作用。

2. 局部治疗

进展性视网膜病变或已经进展为增生期糖尿病视网膜病变，单用全

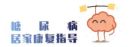

身治疗难以改善眼底情况，应考虑眼的局部治疗：①激光光凝治疗，是应用激光凝固治疗，封闭视网膜新生血管和微血管瘤，以及有病变的毛细血管和小血管，防止玻璃体出血及视网膜水肿的发生。光凝治疗后，较大面积的视网膜血管被破坏，耗氧高的视网膜杆体和锥体被耗氧低的瘢痕组织所替代。光凝后视网膜变薄，有利于来自脉络膜血循环的氧供应至视网膜内层，从而改善视网膜缺氧状态，维持正常的氧张力。全视网膜激光光凝治疗可能出现一些副作用，即暗适应延长、周围视野显著降低、色觉降低、黄斑部水肿促使视力急剧下降、不经意的视网膜中央凹烧伤等。但这些副作用并不常见，且激光光凝治疗能降低致盲率。②冷凝治疗，由于光凝治疗不能到达视网膜前部，必要时可在眼球前表面的结膜、巩膜或巩膜表面做冷凝治疗，可对周边视网膜达到与光凝类似的治疗作用。

（二）糖尿病肾病

糖尿病肾病是糖尿病最严重和最常见的并发症。几乎50%的2型糖尿病患者合并糖尿病肾病；糖尿病病程为10~20年时，其发病率最高。30%的2型糖尿病患者死于肾衰竭。起病20年以后，蛋白尿的发生率在25%~50%。由于糖尿病肾病常与大血管病变共存，其精确的发病率很难确定。在欧洲，糖尿病肾病是肾移植的第二位原因；在美国，35%的肾移植患者是糖尿病患者，已成为肾移植的第一位原因。一旦发生糖尿病肾病，出现持续蛋白尿，则病情不可逆转，肾小球功能常呈进行性下降。美国糖尿病研究中心的临床报告显示，出现蛋白尿的糖尿病患者平均病程为17年。出现蛋白尿后6年内约20%、10年内约50%、15年内约75%的患者发生终末期肾衰竭，平均生存期为10年。到目前为止，尚无有效的方法能够防止糖尿病肾病的发生和发展。糖尿病肾病的病理改变主要是肾小球的微血管病变。早期肾小球肥大、肾增大、肾小球滤过率增加，出现微量白蛋白尿，见于50%新发病的1型糖尿病，经有效的胰岛素治疗，肾大小可恢复正常。以后肾小球基底膜发生弥漫性增

第五章 糖尿病的并发症及防控

厚，系膜组织增生，伴糖蛋白沉积。肾功能降低明显时，系膜组织进一步增生，大部分肾小球被系膜组织替代，常伴肾小球血管堵塞。常可见到特征性的结节样透明样沉积物，表示肾小球毛细血管出现结节样硬化。

1. 临床表现

临床表现大致分为两类：①无症状轻度蛋白尿，可持续多年，以后尿蛋白增加，伴进行性肾小球滤过率下降，肾功能减退。②肾病型持久性蛋白尿。以上两型，一旦出现氮质血症，将于数月至数年后进展为肾衰竭和尿毒症。糖尿病肾病一旦诊断，患者几乎无一例外地出现高血压。约25%的患者有肾病前自身对照血压的较低值上升，上升值满足诊断高血压的条件，但绝对值仍在正常血压范围；若肾功能继续恶化，患者血压绝对值也升高到高血压范围。糖尿病患者蛋白尿通常不严重。若蛋白尿严重，甚至呈肾病综合征者，提示肾病预后不良。

2. 诊断

肾活检病理检查可确诊糖尿病肾病，但属于严重损伤性检查，需严格掌握指征。静脉肾盂造影或肾血管造影，易诱发急性肾衰竭。常规诊断宜行肾B超检查，也可选择核素肾动态显像。以下提示糖尿病肾病的可能性较大：①1型糖尿病患者起病10年内出现蛋白尿者仅占4%，因此，过早出现的蛋白尿应考虑非糖尿病的肾病变；②儿童期起病的糖尿病于20年后出现蛋白尿者，几乎100%为糖尿病肾病；③2型糖尿病患者，在诊断糖尿病时即发现蛋白尿者高达8%；确诊糖尿病时的年龄越大，糖尿病肾病的发病率越高。

3. 治疗

治疗包括以下几点：①控制血糖，使血糖水平基本保持正常，已发展到临床糖尿病肾病有大量蛋白尿时，控制血糖对其帮助较小。②低蛋白饮食，糖尿病肾病无论是非临床或临床期，适度低蛋白饮食都可使尿蛋白减少。建议糖尿病肾病患者成人每日蛋白摄入量为0.6~0.8克/千克体重；对已有大量尿蛋白、水肿和肾功能不全患者，宜采取限量保质

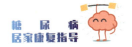

的原则，以动物蛋白为主，避免用粗蛋白如豆类植物蛋白，因其利用度低反而会增加肾脏负担。③控制高血压，有效的降压治疗可以减慢肾小球滤过率的下降速度，一般认为，若糖尿病患者血压＞140/90毫米汞柱，就应该用降压药，血压控制在120/80毫米汞柱左右为好。糖尿病患者降压药目前多主张首选血管紧张素转换酶抑制剂（ACEI），不仅降压安全有效，同时还通过降低肾小球内动脉压而改善肾小球滤过率，对有持续性微白蛋白尿但血压正常的糖尿病肾病患者，也能改善肾功能。

（三）糖尿病神经病变

1. 病理与发病机制

研究发现糖尿病神经病变周围神经干轴索脱失，有髓鞘和无髓鞘的轴索均可受累，轴索远部比近端病变更严重。这种神经纤维的变性，可见于各种大小不同直径的纤维上，临床可发生急性或慢性疼痛性神经病变。有人认为，来自疼痛神经纤维的再生轴索丛的异源性冲动能解释疼痛性神经病变的临床疼痛。另一种糖尿病神经病变是节段性髓鞘脱失和髓鞘再生，尚不知它是原发性病变还是继发于轴索变性的结果。但已经证明外周神经的营养血管和结缔组织有病变，营养血管的内皮细胞增生肥大、毛细血管壁变厚或多层，血管腔变窄；自主神经病变为交感神经节细胞变性、迷走神经轴索缺如和脱髓鞘。

2. 临床类型

严重的神经病变常先于其他慢性糖尿病并发症出现。神经传导速度检查异常很常见。①对称性末梢多神经病变，多见于下肢，是袜套型分布，表现为麻木、无感觉、刺痛、针刺感，常于夜间加重。病情进行性加重，多为不可逆性。②疼痛性质可为烧灼感、钝痛、痉挛样痛、撕裂痛，常于夜间加重，运动后部分缓解。皮肤过敏明显，轻触可引起疼痛，以致不能盖被和穿鞋。以上2型，最常见的体征是腱反射（膝反射、跟腱反射）消失，早期治疗效果尚好，平均持续时间为6个月至2年。晚期出现双足、双手感觉减退和消失，对高温和创伤失去保护反应。临床上常见到患者

第五章 糖尿病的并发症及防控

用高温开水洗脚,直至烧伤出现水疱。

3. 治疗

治疗包括以下措施:①治疗病因,应早期发现,严格控制糖尿病,运动神经传导减慢可以恢复正常,感觉神经病变常难恢复。一般性治疗可给 B 族维生素如维生素 B_1、维生素 B_6、维生素 B_{12},需很大剂量。②治疗疼痛,卡马西平对锐痛、闪痛较有效,对钝痛效差。三环类抗扣郁药如阿米替林、奋乃静对疼痛有效。疼痛部位局限者使用梅花针治疗;疼痛部位广泛者,其他药物疗效差,静脉滴注利多卡因有效,但需注意房室传导阻滞、肝功能损害、休克等利多卡因的副作用。③治疗直立性低血压,适当在饮食中增加钠,扩容要谨慎。弹力袜有一定疗效,卧位缓慢坐起、坐位缓慢直立更为有效。④治疗胃肠紊乱,胃张力差者吗丁啉可奏效。

4. 预后

糖尿病神经病变多数类型的预后是比较好的,但常需数月甚至数年才能好转恢复。尺神经病变恢复差。糖尿病足的皮肤溃疡、水疱等,由周围神经病变和自主神经病变引起者预后较好,而血管堵塞的足坏疽常需截肢。

(黄 怡)

第六章 糖尿病足

1956年，Oakley等首先提出糖尿病足的概念。1972年，Catterall给糖尿病足的定义为："因神经病变而失去感觉和因缺血失去活力合并感染的足。"糖尿病足是由于糖尿病长期未能得到有效的控制，下肢血管发生动脉硬化，继而下肢血管血栓形成、血管阻塞，造成下肢血管缺血、缺氧，最后导致患者下肢坏死的一种疾病。循环障碍、神经病变、感染和相互影响的混合性因素是导致糖尿病足的主要原因。

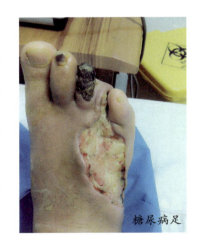

糖尿病足

糖尿病足是糖尿病严重的慢性并发症之一，重者可导致下肢截肢，治疗费用较高。

糖尿病患者下肢截肢的相对风险是非糖尿病患者的40倍。近年的调查显示，我国三甲医院非创伤性下肢截肢患者中，约有1/3为糖尿病所致，大约85%的下肢截肢是由于足溃疡引发的，15%左右的糖尿病患者会发生足溃疡，这不仅给卫生事业带来了沉重的社会和经济负担，更给患者及其家人带来痛苦。因此，糖尿病足的防治刻不容缓。

糖尿病足的处理原则取决于危险因素的评估情况以及感染、神经病变和缺血的程度。目前常用的治疗方法有药物治疗、物理因子治疗、干细胞治疗及外科手术等。早期识别和预防糖尿病足，尤其是居家预防、加强对糖尿病患者的预防教育及正确而有效的足部保健护理，对减少糖尿病足的发病率及致残率具有重要意义。

第六章 糖尿病足

糖尿病足防治和下肢截肢率下降的成功经验告诉我们，糖尿病足防治应该贯彻三条基本原则，即专业化处理、多学科合作和预防为主。糖尿病足治疗困难，但预防很有效，且能明显减少患者的医疗费用。预防的基础在于识别糖尿病足的高危因素。对于此类患者，加强足病防治知识的教育和管理非常重要。由于超过85%的截肢起因是糖尿病足溃疡，因此，预防和及早治疗糖尿病足溃疡是降低糖尿病下肢截肢率的关键。

（潘翠环）

第一节　什么是糖尿病足

糖尿病足是指与局部神经异常和下肢远端外周血管病变相关的局部感染、溃疡和（或）深层组织破坏，是糖尿病最常见和致残率最高的并发症之一。随着糖尿病发病率的升高，糖尿病足群体也在逐渐扩大，占糖尿病患者的49.5%。在发展中国家，糖尿病足溃疡和下肢截肢很常见，发现比较晚，常合并广泛感染。我国糖尿病足患者中，合并感染者高达70%。糖尿病足是许多国家下肢截肢患者的首位原因，占非外伤下肢截肢患者的50%~70%。糖尿病患者下肢截肢的危险性是非糖尿病患者的15~17倍。糖尿病患者中有5%~15%面临下肢截肢的危险。然而，至少50%以上的糖尿病患者下肢截肢通过预防是可以避免的。

糖尿病足溃疡给社会造成了严重的经济负担。据统计，在美国，2001年糖尿病足溃疡和下肢截肢花费了109亿美元；英国糖尿病足并发症的年花费是2.5亿英镑；我国糖尿病患者平均住院费用为2.4万元，平均下肢截肢费用为3.4万元，造成糖尿病下肢截肢的主要原因是足溃疡。75%~80%的糖尿病足溃疡是可以预防的，降低糖尿病下肢截肢率的最关键环节就是预防和早期科学地治疗糖尿病足溃疡。

（于　瑞）

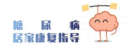

第二节 为什么会发生糖尿病足

通常认为，糖尿病足的发生是周围血管病变（PVD）、神经病变、感染共同作用的结果。在此基础上，还有一些其他因素共同作用，导致组织的坏死、溃疡和坏疽。70%~80%合并糖尿病足的患者有神经病变，糖尿病足更多累及老年患者。

一、周围血管病变

糖尿病患者合并的血管病变包括微血管病变和大血管病变。微血管病变有糖尿病视网膜病变、肾脏病变等。大血管病变则包括心血管病变、脑血管病变及周围血管病变。糖尿病足患者往往同时合并微血管病变和大血管病变。

周围血管病变主要指下肢动脉闭塞性硬化（PAD）。糖尿病合并的PAD最常累及腘动脉以下的远端血管，膝以上的动脉较少累及。糖尿病足患者踝血管网的开通情况和侧支循环情况与缺血性坏疽、下肢截肢率直接相关。

在足溃疡形成的过程中，PAD很少独立引起溃疡，常常联合不同程度的创伤，最终导致溃疡。创伤和感染更增加了超出周围循环能力的血供需要，进而导致缺血性溃疡和下肢截肢风险大大增加。近年来，神经缺血性溃疡和PAD常同时存在于同一个糖尿病足患者。

二、神经病变

根据病变范围，神经病变可以分为局灶性神经病变和弥漫性神经病变，后者更常见。根据神经病变的类型，神经病变又可分为自主神经病变、运动神经病变、感觉神经病变。根据感觉异常的不同类型，糖尿病神经病变的患者可以表现为感觉缺失和感觉过敏。

第六章　糖尿病足

1. 自主神经病变

在足底和足趾趾腹皮肤下方的网状层中，存在大量的动-静脉短路，起体温调节的作用。糖尿病自主神经病变引起交感神经张力缺失，导致动-静脉短路一直处于扩张状态，引发皮肤的血流障碍，最终导致小静脉扩张，毛细血管压力上升，组织通透性增加，组织水肿，氧分压下降，皮肤代谢下降。另外，足底和足趾的角化起自汗腺管，因自主神经病变损害导致汗腺功能下降，易引起伴有干裂或皲裂的皮肤干燥，这是主要的不利于角化的危险因素。

2. 运动神经病变

运动神经病变使足部的肌肉萎缩而失去平衡，直立步行时足底压力改变，形成一系列的足趾畸形，如踇外翻、锤状趾、小趾内翻、小趾侧偏及脂肪层菲薄，使足底跖骨远端在步行时起踏部分容易形成胼胝。

3. 感觉神经病变

感觉神经病变非常常见，约有50%的老年2型糖尿病患者合并此病，临床检查中有感觉缺失或明显的感觉减退。感觉神经病变的患者临床表现各异，通常表现为肢体远端袜套样感觉改变，一些患者可有典型的神经病变症状如灼烧感、针刺感、麻木等。一部分患者表现为剧痛，一部分表现为无痛；前者为感觉过敏表现，后者为感觉缺失表现。最具有潜在危险的是那些感觉缺失但无症状的患者，因无不适而意识不到自己处于糖尿病足的风险之中。这类患者很难做到定期进行足底筛查，大大地增加了糖尿病足的发生概率。

三、感染因素

糖尿病足的感染可由表浅的皮肤溃疡到广泛的坏疽，严重者还可合并炎症性反应综合征。感染的发生和进展十分迅速，因此，及时诊治十分重要。初发的糖尿病足溃疡合并感染往往是革兰阳性球菌感染，常见的感染菌为金黄色葡萄球菌。慢性持续不愈的溃疡往往为革兰阴性菌感染，大多数为多种细菌感染。更严重的溃疡，如深部溃疡伴有脓腔，这些脓腔可以成为革兰阴性菌的聚集地。未治疗的蜂窝织炎可以导致细菌沿腱鞘传播，直到深部的足底软组织感染和骨组织破坏，并可扩散至足背。糖尿病足的感染来源还包括针刺伤、甲床和趾间的破溃。随着感染及水肿的加重，引起不同组织压力增高，进而导致局部血供障碍。

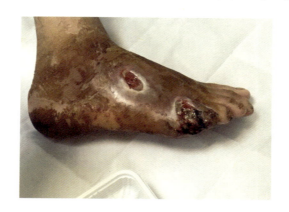

四、其他因素

其他因素中，糖尿病足溃疡既往史很重要。许多研究发现，糖尿病足溃疡患者中 50% 以上为复发的足溃疡。糖尿病足的危险因素除有周围神经病变（包括感觉运动神经病变和自主神经病变）、周围血管病变、既往足溃疡史、慢性并发症（终末期肾病、视力缺失等）之外，还与足底胼胝、足底压力增高、足畸形及社会因素和性别等有关。

1. 足底胼胝

胼胝的形成是由于干燥、不敏感的局部皮肤反复承受压力的结果。胼胝如同异体压力作用于局部，容易引起溃疡。感觉减退或缺失的足底有胼胝，提示患者有发生糖尿病足溃疡的风险，应由专业人员除去胼胝，预防糖尿病足溃疡的发生。

2. 足底压力增高

许多研究证实，异常的足底压力在溃疡形成过程中起着病因学的作用。

3. 足畸形

运动神经病变、关节病变和步态异常被认为是糖尿病足的高危因素，患者往往合并有鹰爪样足趾、跖骨头凸起、高弓足和小肌肉萎缩等足畸形。

4. 社会因素和性别

糖尿病足普遍发生于糖尿病病程较长、血糖控制差、糖尿病并发症多、经济条件差的患者。男性较女性发生糖尿病足溃疡的风险增加1.6倍。总体而言，糖尿病足溃疡好发于社会地位低、文化程度低、经济条件差和医疗卫生保健能力差、吸烟酗酒等的患者，尤其是老年患者。病史和临床体检发现有糖尿病足溃疡危险的患者要特别注意，加强筛查和随访，及时采取有效的防治措施。

糖尿病足的筛查应根据病情的类型和程度而定。例如，足底有溃疡的患者应1~3周复查1次；足部感觉缺失的患者可以每3个月复诊1次。对于有足病危险因素的患者，应加强糖尿病足预防的健康教育，同时安排糖尿病足相关专业人员对足病危险因素做出评估，以便采取个体化的教育管理措施。

（于　瑞）

第三节　糖尿病足的表现

一、一般表现

（1）皮肤瘙痒、干燥、无汗、肢端发凉、水肿，常有色素斑及汗毛脱落。

（2）肢端肌肉萎缩，营养不良，张力差，关节韧带易损伤。

（3）跖骨下陷、跖趾关节弯曲、弓形足、槌状趾、鸡爪趾、夏科关节，骨质破坏可发生病理性骨折等。

（4）肢端动脉搏动减弱或消失，血管狭窄处可听到血流杂音，深浅反射迟钝或消失。

（5）患者常有肢端疼痛、麻木、感觉迟钝或丧失，脚踩棉絮感、鸭步行走，下蹲起立困难，常持杖行走。

（6）坏疽初期常因水疱、血疱、糜烂、感染等诱因逐渐发展为溃疡、坏疽或坏死。

（7）休息痛是病变中期表现，多局限在足趾或趾远端，夜间尤甚，卧床时疼痛加剧，下肢下垂可缓解。

（8）间歇性跛行是病变早期表现，下肢缺血使肌肉供血不足，行走一段距离后乏力、劳累、麻木，重者小腿肌肉疼痛，停止行走或休息后症状缓解。

二、局部表现

肢端溃疡坏疽是病变进一步发展的结果，可分为湿性坏疽、干性坏疽和混合性坏疽三种临床类型。

1. 湿性坏疽

临床所见到的糖尿病足多为此种类型，约占糖尿病足的3/4。多因肢端循环及微循环障碍，常伴有周围神经病变、皮肤损伤感染化脓。局部常有红、肿、热、痛及功能障碍，严重者常伴有全身不适、毒血症或败血症等临床表现。

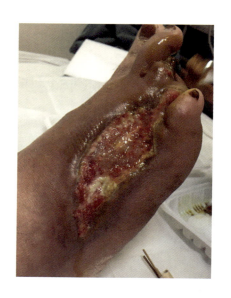

（1）湿性坏疽前期（高危足期）：常见肢端供血正常或不足，局部水肿，皮肤颜色发绀、感觉麻木迟钝或丧失，

部分患者有疼痛,足背动脉搏动正常或减弱,常不能引起患者的注意。

(2)湿性坏疽初期:常见皮肤水疱、血疱、烫伤或冻伤、鸡眼或胼胝等引起的皮肤浅表损伤或溃疡,分泌物较少。病灶多发生在足底、足背等部位。

(3)轻度湿性坏疽:感染已波及皮下肌肉组织或已形成轻度的蜂窝织炎。感染可沿肌肉间隙蔓延扩大,形成窦道,脓性分泌物增多。

(4)中度湿性坏疽:深部感染进一步加重,蜂窝织炎融合形成大脓腔,肌肉、肌腱、韧带破坏严重,足部功能障碍,脓性分泌物及坏死组织增多。

(5)重度湿性坏疽:深部感染蔓延扩大,骨与关节破坏,可能形成假关节。

(6)极重度湿性坏疽:足的大部分或全部感染化脓、坏死,并常波及踝关节及小腿。

2. 干性坏疽

糖尿病患者的足部干性坏疽较少,多发生在足趾。由于肢端动脉及小动脉粥样硬化使血管腔严重狭窄;或者动脉血栓形成,致使血管腔阻塞,血流逐渐或骤然中断,但静脉血流仍然畅通,造成局部组织液减少,导致阻塞动脉所供血的远端肢体相应区域发生干性坏疽;坏疽的程度与血管阻塞部位、阻塞程度相关。较小动脉阻塞则坏疽面积较小,常形成灶性干性坏死;较大动脉阻塞则干性坏疽的面积较大,甚至整个肢端完全坏死。

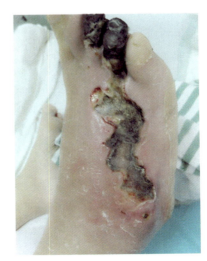

(1)干性坏疽前期(高危足期):常有肢端动脉供血不足,皮肤温度下降,患者怕冷;肢端皮肤干枯,麻木刺痛或感觉丧失;出现间歇

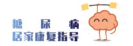

性跛行或休息疼，多呈持续性。

（2）干性坏疽初期：常见肢端皮肤苍白，血疱、水疱或冻伤等浅表干性痂皮，多发生在足趾末端或足跟部。

（3）轻度干性坏疽：足趾末端或足跟皮肤局灶性干性坏死。

（4）中度干性坏疽：少数足趾及足跟局部较大块干性坏死，已波及深部组织。

（5）重度干性坏疽：全部足趾或部分足趾由紫色逐渐变为灰褐色，继而变为黑色坏死，并逐渐与健康皮肤分界清楚。

（6）极重度干性坏疽：足的大部分或全部变黑坏死，呈木炭样，部分患者有继发感染时，坏疽与健康组织之间有脓性分泌物。

3. 混合性坏疽

糖尿病患者混合性坏疽较干性坏疽多见，约占糖尿病足患者的1/6。因肢端某一部位动脉阻塞，血流不畅，引起干性坏疽，而另一部分合并感染化脓。混合性坏疽是湿性坏疽和干性坏疽的病灶同时发生在同一个肢端的不同部位。混合性坏疽患者一般病情较重，溃烂部位较多，面积较大，常累及大部或全部足。感染严重时可有全身不适，体温及白细胞增高，发生毒血症或败血症。肢端干性坏疽时常合并有其他部位血管病变，如脑血栓、冠心病等。

三、临床分级

0级：皮肤无开放性病灶。常表现为肢端供血不足，皮肤发凉、颜色发绀或苍白，麻木、感觉迟钝或丧失，肢端疼痛或灼痛，常有足趾或足的畸形等高危足表现。

1级：肢端皮肤有开放性病灶。水疱、血疱、肌炎或胼胝、冻伤或烫伤及其他皮肤损伤所引起的浅表溃疡，但病灶尚未波及肌肉等深部组织。

2级：感染病灶已侵犯至肌肉。常有轻度蜂窝织炎、多发性脓灶及窦道形成，肌间隙扩大造成足底、足背贯穿性溃疡或坏疽，脓性分泌物

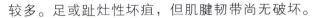

第六章 糖尿病足

较多。足或趾灶性坏疽，但肌腱韧带尚无破坏。

3级：感染病灶已致肌腱、韧带等组织破坏。蜂窝织炎融合形成大脓肿，脓性分泌物及坏死组织增多，足或少数趾干性坏疽，但骨质破坏尚不明显。

4级：严重感染或缺血已造成骨质破坏、骨髓炎、骨关节破坏或已形成假关节、夏科关节，部分趾或部分足发生湿性坏疽或干性坏疽。

5级：足大部或全部感染或缺血，导致严重的湿性坏疽或干性坏疽，肢端变黑，常波及踝关节或小腿。一般多采取外科高位截肢手术处理。

四、临床检查

1. 实验室检查

（1）检测空腹血糖、餐后2小时血糖或糖化血红蛋白。

（2）检测尿常规、尿糖定性及24小时定量尿蛋白及酮体。

（3）血液检查及血液流变学检查。

（4）血生化检查包括血脂、总胆固醇、三酰甘油、血浆蛋白、白蛋白、尿素氮及二氧化碳结合力。

（5）坏疽分泌物进行细菌培养。

2. 特殊检查

（1）踝肱血压指数测定：正常值为1.0~1.4，0.4~0.9为轻中度缺血；<0.4为严重缺血，可有缺血性休息痛；<0.3可随时发生坏疽。

（2）下肢体位试验：抬高下肢至45°，一般在30~60秒内可见足部皮肤明显苍白，肢体下垂后可见足部逐渐呈紫红色。静脉充盈时间在15秒以上，说明该下肢供血明显不足。

（3）超声彩色多普勒检查：可了解下肢血管的病变程度。

（4）微循环检查：下肢微循环检查一般在早期动脉闭塞时血管袢顶扩张，并呈现螺旋状血流且数目增多。微血流停止时可判定有深静脉阻塞。甲襞微循环异形血管袢及袢顶淤血>30%，血流速度较慢，呈粒

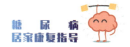

流或泥沙流，串珠样断流及袢周渗出或出血斑较多对诊断有重要价值。

（5）周围神经检查：多采用肌电图、传导速度及诱发电位了解神经病变及其病变程度，可早期发现 90% 的糖尿病患者周围神经病变。一般运动神经和感觉神经传导速度减慢 15%~30%。

（6）动脉造影：能准确了解血管腔内各种病变而便于制订手术方案。多用于介入治疗或血管重建术前检查，也可用于手术前定位截肢平面。

（7）X 线检查：可发现肢端骨质疏松、脱钙、骨髓炎、骨质破坏、骨关节病变、夏科关节、动脉硬化等。有条件可做计算机断层扫描（CT）、磁共振成像（MRI）等检查。

（8）足底压力测定：应用足底压力平板系统或鞋内压力分析系统测定足底压力，早期发现足部的生物力学改变。

（缪　萍）

第四节　糖尿病足出现的功能障碍和康复评定

一、功能障碍

（一）生理功能障碍

糖尿病足主要由神经病变和周围血管病变引起，表现为下肢远端大血管病变和神经异常而引发的踝关节以下部位皮肤溃疡、肢端坏疽或感染，是下肢截肢致残的主要原因。早期多有足部皮肤瘙痒、肢端发凉、感觉减退和水肿，继之出现双足袜套式的持续麻木；痛觉多数减退或消失，少数可有针刺、刀割或烧灼样疼痛，夜间或遇热加重，出现鸭步行走或需依杖而行；此外，由于下肢动脉供血不足，还伴双下肢行走无力、小腿腓肠肌胀痛及间歇性跛行；晚期由于皮肤破损和感染，形成经久不愈的溃疡，可深及肌腱并导致骨破坏，导致步行功能障碍。

第六章 糖尿病足

（二）心理功能障碍

心理功能属于大脑的高级功能，是个体与环境相互作用的精神活动。一个健全发育的神经系统是各种心理现象发生和发展的基础，人的心理现象表现为一定的过程，如认知过程、情感过程、技能形成过程等。由于糖尿病足是一种慢性病，长期的饮食控制、频繁测血糖或注射胰岛素，加重了患者的医疗经济负担，并给患者的生活带来极大的不便，而对失明、脑梗死、截肢等严重并发症的担心更是给患者带来沉重的精神心理负担，临床主要表现为抑郁、焦虑和躯体化症候群，其中抑郁和焦虑是糖尿病足患者常见的心理症状。

双侧大脑半球对情绪的控制和调节存在一定的差异。研究发现，在积极情绪时，左半球出现较多的电位活动；而在消极情绪时，右半球出现较多的电位活动。大脑中枢神经系统疾病常常出现各种情绪、情感障碍，如焦虑、抑郁及疲劳倦怠等心理症状，这些症状长期存在将严重影响患者的康复效果。

（三）日常生活活动能力受限

糖尿病未发生并发症时，由于乏力、易疲劳等，患者日常生活的能力受到一定限制；若发生糖尿病足等并发症，其日常生活能力则严重受限。

（四）社会参与能力受限

糖尿病足所导致的生理功能障碍或严重的心理障碍，可不同程度地影响患者的生活质量，降低患者的劳动、就业和社会交往等能力。

二、康复评定

糖尿病足的评定包括周围血管功能评定、神经功能评定、病变程度评定、糖尿病足溃疡分类、心理功能障碍评定等日常生活活动能力评定和社会功能评定。

（一）周围血管功能评定

①踝肱压力指数（ABI）测定：又称踝臂压力指数。ABI＝踝动脉收

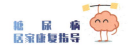

缩压/肱动脉收缩压，正常值为1.0~1.4，0.4~0.9为轻中度缺血，<0.4为重度缺血，此时易发生下肢（趾）坏疽。②下肢体位试验：可以了解静脉充盈时间的长短，是测定下肢缺血的重要指标之一。令患者平卧抬高下肢45°，在30~60秒使静脉排空，然后立即站立或坐起使足下垂，计算静脉充盈时间。正常人静脉充盈时间小于15秒，超过1分钟，说明下肢供血明显不足。③皮肤血液灌注压的测定：踝的血流灌注可以采用标杆试验来评定，该方法是将腿部抬高后记录超声波信号点。④胫后动脉和足背动脉的脉搏触诊。

（二）神经功能评定

①运动功能评定：通过手法肌力测试评定小腿及足部肌肉的运动功能，也可采用肌电图、神经传导速度及运动诱发电位等电生理检查，测定有无周围神经病变及其病变程度。②感觉功能评定：采用音叉振动觉测定患者足部的感觉是否异常，即将分度音叉在双侧跗趾关节处测3次，3次中有2次答错，表明感觉功能缺失。③保护性感觉功能测定：应用Semmes-Weinstein 5.07（10克）的尼龙丝垂直置于皮肤表面，沿着足的周边接触，如果患者能在每一处都正确地感受到尼龙丝，能正确地回答3个问题中的2个，说明患者的保护性感觉正常。

（三）病变程度评定

病变程度可由Wagner分级法评定为0~5级。0级：指有高度危险的因素足（神经病变、周围血管病变，以往有足溃疡史、足畸形等），无开放性病灶。1级：为皮肤有开放性病灶，但未累及深部组织。2级：为感染病灶已侵犯深部肌肉组织，脓性分泌物较多，但无肌腱、韧带破坏。3级：为肌腱、韧带受损，蜂窝织炎融合形成大脓腔，但无明显骨质破坏。4级：为严重感染导致骨质缺损、骨髓炎、骨关节破坏或假关节形成，部分肢端可出现湿性或干性坏疽。5级：为足大部分或全部感染或缺血，导致严重湿性或干性坏疽。

（四）糖尿病足溃疡分类

糖尿病足溃疡可分为神经性溃疡、缺血性溃疡和感染性溃疡，具体

第六章 糖尿病足

分级及分期见表6-1。神经性溃疡常见于反复受压的部位，如跖骨头的足底面、胼胝的中央，常伴有感觉的缺失或异常，而局部供血良好。缺血性溃疡多见于足背外侧、足趾尖部或足跟部，局部感觉正常，但皮肤温度低、足背动脉和（或）胫后动脉明显减弱或不能触及。感染性溃疡局部多有创面渗出和坏死的组织。

表6-1 糖尿病足溃疡分级及分期

分级		分期	
1级	溃疡史	A期	无感染缺血
2级	表浅溃疡	B期	感染
3级	深及肌腱	C期	缺血
4级	影响骨关节	D期	感染并缺血

（五）心理功能障碍评定

焦虑和抑郁是一种客观存在的心理问题，又是个人对自身状态的主观感受。因此，评定方法可采用量表法进行评定。常用的量表有焦虑自评量表（SAS）、抑郁自评量表（SDS）、汉密尔顿焦虑量表（HAMA）及汉密尔顿抑郁量表（HAMD）。

1. 焦虑自评量表

Zung于1971年编制了焦虑自评量表（SAS），用于评定焦虑者的主观感受（表6-2）。

（1）评分标准：SAS包括20个项目，评定的依据主要是所定义症状出现的频率，其轻重程度分4级，包括正向评分和反向评分（*为反向评分）。

1分：无或很少时间；

2分：少部分时间；

3分：相当多时间；

4分：绝大部分或全部时间。

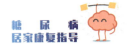

正向评分题（15项）依次评为1、2、3、4分；反向评分题（5项）则为4、3、2、1分。评定结束后，将20个项目中的各项分数相加，得到总分（X）乘以1.25后取整数部分，得到标准分（Y）。

（2）焦虑程度分级：按照中国常模结果，SAS标准分的分界值为50分，其中50~59分为轻度焦虑；60~69分为中度焦虑；69分以上为重度焦虑。

（3）评定注意事项：①表格由评定对象自行填写，要求自评者在评定前，清楚量表的填写方法及每条问题的含义；②对于文化程度低、不能理解或看不懂SAS内容者，工作人员逐条宣读解释，让评定者独自做出评定；③评定的时间范围为过去的1周；④评定者在一个项目中只能打一个钩，不可以漏项。

表6-2 焦虑自评量表（SAS）

评定项目	A.无或很少时间	B.小部分时间	C.相当多时间	D.绝大部分或全部时间
1. 我感到比平常更加神经过敏和焦虑				
2. 我无缘无故感到担心				
3. 我容易心烦意乱和恐惧				
4. 我觉得我可能发疯				
*5. 我感到事事都很顺利，不会有倒霉的事情发生				
6. 我的四肢抖动和震颤				
7. 我因头痛、颈痛和背痛而烦恼				
8. 我感到无力或疲劳				
*9. 我感到很平静，能安静坐下来				
10. 我感觉我的心跳较快				
11. 我因阵阵的眩晕而不舒服				

续表

评定项目	A.无或很少时间	B.小部分时间	C.相当多时间	D.绝大部分或全部时间
12. 我有要晕倒的感觉				
*13. 我呼气和吸气都不费力				
14. 我的手指和脚趾感到麻木和刺痛				
15. 我因胃痛和消化不良而苦恼				
16. 我时常要小便				
*17. 我的手总是温暖而干燥				
18. 我觉得脸发烧、发红				
*19. 我容易入睡，晚上休息很好				
20. 我做噩梦				

* 反向评分题

2. 抑郁自评量表

抑郁自评量表（SDS）的评分标准与评分方法同焦虑的评分，但按照中国常模结果，SDS 标准分的分界值为 53 分，其中 53~62 分为轻度抑郁，63~72 分为中度抑郁，72 分以上为重度抑郁（表 6-3）。

表 6-3 抑郁自评量表（SDS）

评定项目	A.无或很少时间	B.小部分时间	C.相当多时间	D.绝大部分或全部时间
1. 我觉得闷闷不乐，情绪低落				
*2. 我觉得一天之中早晨最好				
3. 我一阵阵地哭出来或是想哭				
4. 我晚上睡眠不好				
5. 我吃的和平时一样多				
*6. 我与异性接触时和以往一样感到愉快				

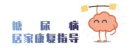

续表

评定项目	A.无或很少时间	B.小部分时间	C.相当多时间	D.绝大部分或全部时间
7. 我发觉我的体重在下降				
8. 我有便秘的苦恼				
9. 我心跳比平时快				
10. 我无缘无故感到疲乏				
*11. 我的头脑和平时一样清楚				
*12. 我觉得经常做的事情并没有困难				
13. 我觉得不安而平静不下来				
*14. 我对将来抱有希望				
15. 我比平常容易激动				
*16. 我觉得做出决定是容易的				
*17. 我觉得自己是个有用的人，有人需要我				
*18. 我的生活过得很有意思				
19. 我认为如果我死了别人会生活得更好				
*20. 平常感兴趣的事我仍然感兴趣				

* 反向评分题

总之，焦虑和抑郁是糖尿病足患者最常出现的心理症状。评定者通过对患者情绪方面的评估，能够准确掌握其心理症状的严重程度，帮助患者采取积极应对措施，挖掘其最大的康复潜能，从而达到最佳功能状态。

（六）日常生活活动能力评定

1. 概念

日常生活活动（ADL）是指人们每天在家居环境和户外环境中自我照料的活动。ADL能力也就是指人们为了维持生存及适应生存环境，每

第六章 糖尿病足

天必须反复进行的、最基本的活动，包括个体在家庭、工作机构、社区里管理自己的能力。

ADL 能力对于健全人来说毫无困难，而对于病、伤、残者来说，简单的穿衣、如厕、刷牙、洗脸、起床等活动均有不同程度的困难。患者为了完成任何 ADL，都需要艰苦的反复训练，逐步通过自身功能、代偿或辅助器具实现 ADL 的自我照料活动。ADL 能够最大限度的自理，是康复工作最重要的工作范畴，也是重建患者生活信心的最佳方式之一。当患者能够最大限度的 ADL 自理时，就能重新找回在家庭或社会的角色与地位，获得更多的成功感和尊重。

2. 分类

ADL 通常分为躯体 ADL（PADL）或基本 ADL（BADL）和复杂性或工具性 ADL（IADL）。PADL 或 BADL 是指患者在家或医院里每日所需的基本运动和自理活动，其评定结果反映了个体较粗大的运动功能，适用于较重的残疾，一般在医疗机构内使用。IADL 通常是指人们在社区中独立生活所需的高级技能，如交流和家务劳动等，常需要使用各种工具。评定结果反映了较精细的运动功能，适用于较轻的残疾，常用于调查，也会应用于社区人群。

3. ADL 能力评定

ADL 能力评定的内容大致包括运动、自理、交流、家务活动和娱乐活动五个方面。不同的评定对象采用的量表不同，具体内容上也略有不同。

（1）评定目的：ADL 能力的评定即在个体水平对能力障碍进行评定。其目的是：①确定个体在 ADL 方面独立的程度如何；②分析评定结果，结合患者及其家属的康复需求，拟定合适的治疗目标，确定合适的治疗方案；③间隔适当的时间进行再评定，以评价治疗效果，调整治疗方案；④判断患者的功能预后；⑤通过评定结果反馈，增强患者治疗的信心；⑥进行投资 - 效益的分析。

（2）评定方法

①直接观察法：检查者直接观察患者的实际操作能力进行评定。该

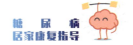

方法的优点是能够比较客观地反映患者的实际功能情况,但缺点是费时费力,且有时患者不配合。

②间接评定法:通过询问的方式进行评定。询问的对象可以是患者本人,也可以是患者家属或照护者。此方法简单、快捷,但信度较差。所以,在日常评定中,通常是两种方法结合起来应用。

无论采用哪种评定方法,特别是选择量表评定时,要注意以下几个基本要素:A.全面性,评定内容应包括所有的日常生活活动;B.可信性,有明确的评定标准,结果能可靠地体现患者现有的功能水平;C.敏感性,能敏感地反映患者的功能变化,增加患者和医生的信心;D.适应性,能够适应患者不同病情的需求,适用于各种类型的患者;E.统一性,有相对统一的标准,以利于功能状况的交流。

(3)常用的PADL标准化量表:有改良PULSES评定量表、改良Barthel指数评定量表、Katz指数评定量表、修订的Kenny自理评定量表和功能独立评定量表等。

①改良PULSES评定量表:该量表产生于1957年,是由Moskowitz和Mccann参考美国和加拿大的征兵体检方法修订而成,是一种总体的功能评定量表。目前流行使用的是1975年Granger对原评定量表进行的改良修订版。改良PULSES评定量表共6项4级评分,主要是以患者的依赖程度作为评分标准,常与其他评定方法一起帮助修订制订患者的康复治疗计划。评定内容包括躯体状况(P)、上肢功能(U)、下肢功能(L)、感官功能(S)、排泄功能(E)、精神和情感状况(S),简称为PULSES。

②改良Barthel指数评定量表:1989年,加拿大学者Shah和Vanchay等针对Barthel指数(BI)评定等级少、分类粗糙、敏感度低的缺陷,在评定内容不变的基础上对BI的等级进行加权,将10个评定项目均细分为1~5级,即完全依赖、最大帮助、中等帮助、最小帮助和完全独立5个等级,且每一项每一级的分数有所不同。10个项目总分为100分,

第六章 糖尿病足

独立能力与得分呈正相关。得分≥60分表示有轻度功能障碍，能独立完成部分日常活动，需要一定帮助；59~41分表示有中度功能障碍，需要极大的帮助才能完成日常生活活动；≤40分表示有重度功能障碍，多数日常生活活动不能完成或需人照料。改良Barthel指数评定量表见表6-4。

表6-4 改良Barthel指数评定量表

项目	评分标准	年月日
大便	0=失禁或昏迷；2=经常失禁（每月超过半月失禁）；5=自行采取姿势，期间失禁（每月小于或等于半月失禁）；8=偶尔失禁（每月<1次），需人提示，以防失禁；10=能控制	
小便	0=失禁、昏迷或需导尿；2=经常失禁；5=日间不失禁晚间失禁；8=隔天不失禁期间失禁，需人提示；10=能控制	
修饰	0=完全依赖；1=某种程度参与，全程需协助；3=大部分参与，某过程需协助；4=除准备或收拾时需帮助，其余自行处理；5=能独立洗脸、梳头、刷牙、剃胡须	
如厕	0=完全依赖；2=某种程度参与，全程需协助；5=大部分参与，某过程需协助；8=除准备或收拾时需帮助，其余自行处理；10=能自理	
进食	0=完全依赖；2=某程度可使用餐具，但全程需人协助；5=能使用餐具，进食某程度需人协助；8=除准备或收拾时需帮助，期间可自行进食；10=全部自理	
转移	0=完全依赖（需2人以上帮助）；3=某种程度参与，全程需协助；8=大部分参与，某过程需协助；12=除准备或收拾时需帮助，可自行转移；15=自行转移床椅之间，无须协助	
活动（步行）	0=不能活动；3=某种程度参与,全程需协助；8=大部分参与，某过程需协助；12=可自行步行一段距离，但不超过50米，或期间需人监督；15=可自行步行50米（可用辅助器具），无须监督	
穿衣	0=完全依赖；2=某种程度参与,全程需协助；5=大部分参与，某过程需协助；8=除准备或收拾时需帮助，可自行穿衣；10=自理（系纽扣、开关拉链、穿脱鞋），无须帮助	

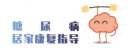

续表

项目	评分标准	年月日
上下楼梯	0=不能；2=某种程度参与，全程需协助；5=大部分参与，某过程需协助；8=除准备或收拾时需帮助，可自行上下楼梯；10=能独立上下楼梯（可用辅助器具）	
洗澡	0=依赖；1=某种程度参与，全程需协助；3=大部分参与，某过程需协助；4=除准备或收拾时需帮助，可自行洗澡；5=能自行洗澡，无须协助	

总分：

Barthel 指数的详细评分标准

1. 大便：是指能完全地控制肛门或有意识地防止大便失禁。

0 分：完全大便失禁。

2 分：在摆放适当的姿势和诱发大肠活动的技巧方面需要协助，并经常出现大便失禁。

5 分：患者能采取适当的姿势，但不能运用诱发大肠活动的技巧；或者在清洁身体及更换纸尿片方面需要协助，并中间出现大便失禁。

8 分：偶尔出现大便失禁，患者在使用栓剂或灌肠器时需要监督；或者需要定时有人从旁提示，以防失禁。

10 分：没有大便失禁，在需要时患者可自行使用栓剂或灌肠器。

2. 小便：是指能完全地控制膀胱或有意识地防止小便失禁。

0 分：完全小便失禁。

2 分：经常小便失禁。

5 分：患者通常在日间能保持干爽但晚上小便失禁，并在使用内用或外用辅助器具时需要协助。

8 分：患者通常能隔天保持干爽但中间出现小便失禁；或者在使用内用或外用辅助器具时需要监督；或者需要定时有人从旁提示，以防小便失禁。

10 分：没有小便失禁，在需要时患者亦可自行使用内用或外用辅助

第六章 糖尿病足

工具。

3. 修饰：包括洗脸、洗手、梳头、保持口腔清洁（包括假牙齿）、剃须（适用于男性）及化妆（适用于有需要的女性）。

0 分：完全依赖别人处理个人卫生。

1 分：某种程度上能参与，但在整个活动过程中需要别人提供协助才能完成。

3 分：能参与大部分的活动，但在某些过程中仍需要别人提供协助才能完成整个活动。

4 分：除了在准备或收拾时需要协助，患者可以自行处理个人卫生；或者过程中需别人从旁监督或提示，以确保安全。

5 分：患者可自行处理个人卫生，不需别人在场监督，提示或协助；男性患者可自行剃须，而女性患者可自行化妆及整理头发。

4. 如厕：包括在厕盆上坐下及站起，脱下及穿上裤子，防止弄脏衣物及附近环境，使用厕纸和用后冲厕。

0 分：完全依赖别人协助如厕。

2 分：某种程度上能参与，但在整个活动的过程中需要别人提供协助才能完成。

5 分：能参与大部分的活动，但在某些过程中仍需要别人提供协助才能完成整个活动。

8 分：除了在准备或收拾时需要协助，患者可以自行如厕；或者过程中需有人从旁监督或提示，以确保安全。

10 分：患者可用任何适当的方法自行如厕，无须别人在场监督、提示或协助；如有需要，患者亦可在晚间使用便盆、便椅或尿壶，但此类方法需包括将排泄物倒出并把器皿清洗干净。

5. 进食：是指用合适的餐具将食物由容器送到口中。整个过程包括咀嚼及吞咽。

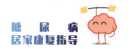

0分：完全依赖别人帮助进食。

2分：某种程度下能运用餐具，通常是勺子或筷子。但在进食的整个过程中需要别人提供协助。

5分：能使用餐具，通常是勺子或筷子。但在进食的某些过程仍需要别人提供协助。

8分：除了在准备或收拾时需要协助，患者可以自行进食，或者进食过程中需有人从旁监督或提示，以确保安全。

10分：可自行进食，无须别人在场监督、提示或协助。

6.转移：患者将轮椅移至床边，把刹车锁紧及拉起脚踏，然后将身体转移到床上并躺下，再坐回床边（在有需要时可移动轮椅的位置），并将身体转移坐回轮椅上。

0分：完全依赖或需要两人从旁协助或使用机械装置来帮助转移。

3分：某种程度上能参与，但在整个活动的过程中，需要别人提供协助才能完成。

8分：能参与大部分的活动，但在某些过程中仍需要别人提供协助才能完成整个活动。

12分：除了在准备或收拾时需要协助，患者可以自行转移；或者过程中需有人从旁监督或提示，以确保安全。

15分：自行转移来回于床椅之间，并无须别人从旁监督、提示或协助。

7.活动（步行）：行走从患者站立开始，在平地步行50米。患者在有需要时可戴上及除下矫形器或假肢，并能适当地使用助行器。

0分：完全不能步行。

3分：某种程度上能参与，但在整个活动的过程中需要别人提供协助才能完成。

8分：能参与大部分的活动，但在某些过程中仍需要别人提供协助才能完成整个活动。

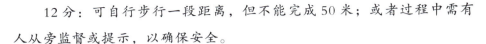

第六章 糖尿病足

12分：可自行步行一段距离，但不能完成50米；或者过程中需有人从旁监督或提示，以确保安全。

15分：可自行步行50米，并无须其他人从旁监督、提示或协助。

8.穿衣：包括穿上、脱下及扣好衣物；有需要时也包括佩戴腰围、假肢及矫形器。

0分：完全依赖别人协助穿衣。

2分：某种程度上能参与，但在整个活动的过程中需要别人提供协助才能完成。

5分：能参与大部分的活动，但在某些过程中仍需要别人提供协助才能完成整个活动。

8分：除了在准备或收拾时需要协助，患者可自行穿衣；或者过程中需有人从旁监督或提示，以确保安全。

10分：可自行穿衣而无须别人监督、提示或协助。

9.上下楼梯：是指可安全地在两段分别有八级的楼梯来回上下行走。

0分：完全依赖别人协助上下楼梯。

2分：某种程度上能参与，但在整个活动的过程中需要别人提供协助才能完成。

5分：能参与大部分的活动，但在某些过程中仍需要别人提供协助才能完成整个活动。

8分：患者基本上不需要别人协助，但在准备及收拾时仍需协助；或者过程中需有人从旁监督或提示，以确保安全。

10分：患者可在没有监督、提示或协助下，安全地在两段楼梯上下。有需要时，可使用扶手或助行器。

10.洗澡：包括清洁、冲洗及擦干由颈至脚的部位。

0分：完全依赖别人协助洗澡。

1分：某种程度上能参与，但在整个活动的过程中需要别人提供办助才能完成。

3分：能参与大部分的活动，但在某些过程中仍需要别人提供协助才能完成整个活动。

4分：除了在准备或收拾时需要协助，患者可以自行洗澡，或者过程中需别人从旁监督或提示，以确保安全。

5分：患者可用任何适当的方法自行洗澡，而无须别人在场监督、提示或协助。

③功能独立评定量表（FIM）：是由美国医疗康复系统（UDS）为照护机构、二级医疗机构、长期照护医院、退伍军人照顾单位、国际康复医院和其他相关机构研制的一个结局管理系统。FIM可为医疗服务人员提供患者残疾的程度和医疗康复的记录，可用于比较康复结局。量表推出后被广泛应用于世界多个国家。

FIM的核心就是功能独立性测量的应用工具，是一个有效的、公认的等级评分量表。量表共18个条目，其中13个是身体方面的条目，5个是认知方面的条目（表6-5）。身体方面的条目是基于Barthel指数制订的，每个条目计分是从1到7分。可由医生、护士、治疗师或其他评估人员评定，但需要经过规范化培训。FIM总分的范围在18~126分，分越高说明独立性越强。培训一位计分人员学会使用FIM约需1小时，评估一位患者约需30分钟。

FIM的最高分为126分（运动功能评分91分，认知功能评分35分），最低分18分。126分＝完全独立；108~125分＝基本独立；90~107分＝有条件的独立或极轻度依赖；72~89分＝轻度依赖；54~71分＝中度依赖；36~53分＝重度依赖；19~35分＝极重度依赖；18＝完全依赖。

第六章 糖尿病足

表6-5 功能独立性评定量表（FIM）

		项目		评估日期
运动功能	自理能力	1	进食	
		2	梳洗修饰	
		3	洗澡	
		4	穿裤子	
		5	穿上衣	
		6	如厕	
	括约肌控制	7	小便管理	
		8	大便管理	
	转移	9	床—椅	
		10	椅—厕	
		11	盆浴或淋浴	
	行走	12	步行/轮椅	
		13	上下楼梯	
运动功能评分				
认知功能	交流	14	理解	
		15	表达	
	社会认知	16	社会交往	
		17	解决问题	
		18	记忆	
认知功能评分				
FIM总分评定者				

功能水平和评分标准

1. 独立：活动中不需他人帮助。

（1）完全独立（7分）：构成活动的所有作业均能规范、完全地完成，不需修改和辅助设备或用品，并在合理的时间内完成。

（2）有条件的独立（6分）：活动中需要辅助设备、活动需要比正

115

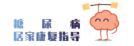

常长的时间或有安全方面的考虑。

2. 依赖：为了进行活动，患者需要另一个人予以监护或身体的接触性帮助，或者不进行活动。

（1）有条件的依赖：患者付出50%或更多的努力，其所需的辅助水平如下：

① 监护和准备（5分）：患者所需的帮助只限于备用、提示或劝告，帮助者和患者之间没有身体的接触，或者帮助者仅需要帮助准备必需用品，或者帮助带上矫形器。

② 少量身体接触的帮助（4分）：患者所需的帮助只限于轻轻接触，自己能付出75%及以上的努力。

③ 中度身体接触的帮助（3分）：患者需要中度的帮助，自己能付出50%~75%的努力。

（2）完全依赖：患者需要一半以上的帮助或完全依赖他人，否则活动就不能进行。

① 大量身体接触的帮助（2分）：患者付出的努力小于50%，但大于25%。

② 完全依赖（1分）：患者付出的努力小于25%。

（七）社会功能评定

社会功能，通常是指个人能否在社会上发挥公民应有的功能及其在社会上发挥作用的大小。具体内容一般包括以下两个方面：社会生活能力，包括家庭关系、社会支持、社会角色，以及和他人交往等（用社会生活能力概况评定问卷评定）；社会整合情况等，是生活治疗评定的一项重要内容（用社会功能缺陷筛选量表评定）。

1. 社会生活能力概况评定问卷

社会生活能力概况评定问卷是一个简易的评定量表，供使用者针对患者的社会生活能力进行简单快速的评定。具体内容见表6-6。

该表评定的最高得分为60分，最低得分为0分。分级判断标准为：0分，社会生活能力重度障碍；≤20分，社会生活能力中度障碍；20~40分，社会生活能力轻度障碍；60分，社会生活能力正常。

表6-6 社会生活能力概况评定问卷

1. 上学或上班情况
与伤病前大致相同 是：20分；否：0分
2. 参加社交活动（探亲访友等）
从不参加：0分；极少参加：5分；正常参加：10分
3. 参加社团活动（工会、联谊会、学会等）
从不参加：0分；极少参加：5分；正常参加：10分
4. 与别人进行打扑克、下象棋、参观旅行、打球、看球赛等文体活动
从不参加：0分；极少参加：5分；正常参加：10分
5. 与别人一起看电视、谈话、听音乐、上公园、散步、购物等业余消遣活动
从不参加：0分；极少参加：5分；正常参加：10分

2. 社会功能缺陷筛选量表

社会功能缺陷筛选量表（SDSS）（表6-7）来源于WHO制定试用的功能缺陷评定量表（DAS），该量表于1988年正式发布，由量表协作组许昌麟等修订中国常模。

SDSS主要用于评定社区精神病患者的社会功能缺陷程度，是进行精神医学调查较为常用的评定工具。但该量表不适合患者住院期间的评定或住院时间少于2周的患者。该量表适用年龄在15~59岁。评定时由经过培训的评定员重点通过对知情人的询问，参照每个项目的具体评分标准对患者做三级评定，评定范围为最近1个月的行为表现。

（1）项目和评定标准：SDSS共包括10个项目。每项的评分为0~2分，0分为无异常或仅有不引起抱怨或问题的极轻微缺陷，1分为确有功能缺陷，2分为严重功能缺陷。

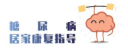

表6-7 社会功能缺陷筛选量表

项目	内容	1	2
职业和工作	指工作和职业活动的能力、质量和效率，遵守劳动纪律和规章制度，完成生产任务，在工作中与他人合作等	水平明显下降，出现问题，或需减轻工作	无法工作或工作中发生严重问题。可能或已经被处分
婚姻职能	仅评已婚者。指夫妻间相互交流，共同处理家务，对对方负责，相互间的爱、支持和鼓励	有争吵，不交流，不支持，逃避责任	经常争吵，完全不理对方或夫妻关系濒于破裂
父母职能	仅评有子女者。指对子女的生活照顾，情感交流、共同活动，以及关心子女的健康和成长	对子女不关心或缺乏兴趣	根本不负责任或不得不由别人替他们照顾孩子
社会性退缩	指主动回避和他人交往	确有回避他人的情况，经说服仍可克服	严重退缩，说服无效
家庭外的社会活动	指与其他家庭及社会的接触和活动，以及参加集体活动的情况	不参加某些应该且可能参加的社会活动	不参加任何社会活动
家庭内活动过少	指在家庭中不干事也不与人说话的情况	多数日子至少每天2小时什么都不干	几乎整天什么都不干
家庭职能	指日常家庭活动中应起的作用，如分担家务、参加家庭娱乐、讨论家事等	不履行家庭义务，较少参加家庭活动	几乎不参加家庭活动，不理家人
个人生活自理	指保持个人身体、衣饰、住处的整洁，大小便习惯、进食等	生活自理差	生活不能自理，影响自己和他人
对外界的兴趣和关心	了解和关心单位、周围、当地和全国的重要消息和新闻	不太关心	完全不闻不问
责任心和计划性	关心本人及家庭成员的进步，努力完成任务，发展新的兴趣或计划	对进步和未来不关心	完全不关心进步和未来，没有主动性，对未来不考虑

第六章　糖尿病足

（2）评定注意事项：SDSS 主要用于在社区中生活的精神病患者，特别适合于慢性病患者，评定的依据重点基于对知情人的询问，评定员由受过训练的专业人员担任。一次询问平均需 5~8 分钟。有些受检者若干项目可能不适用，如未婚者的第 2 项和第 3 项评定，可记 9 分，不计入总分，评定范围为最近 1 个月，一次评定需 5~10 分钟。

（3）结果分析：SDSS 统计指标为总分和单项分。

我国 12 个地区精神疾病流行病学调查规定，总分 ≥ 2 分者为有社会功能缺陷。我国残疾人抽样调查，也以上述分界值为精神残疾的标准。

（4）应用评价：本量表信度良好，根据流行协作组资料，经过训练后的评定员，SDSS 的评定一致性为 85%~99%，Kappa 值为 0.6~1.0。用 SDSS 筛查精神疾病所致的功能缺损，效度亦满意，以 ≥ 2 为分界值，精神病患者阳性率为 55.5%，神经症为 7.7%，正常人为 4%。

SDSS 不适于住院期间的评定，因为它主要评定各种社会角色功能。虽然它的主要用途是筛查，但也有应用 SDSS 做社区治疗或康复效果的评价。SDSS 只分 3 级，而其原型 DAS，WHO 则分为 6 级，这样就难免会影响其反映疗效或变化的敏感度。

（潘翠环）

第五节　糖尿病足的治疗

糖尿病足的治疗包括全身治疗和局部治疗。全身治疗包括：①严格控制血糖，对口服药物不敏感的患者，应考虑用胰岛素治疗；②合理控制饮食；③抗感染：抗菌药物的应用最好根据药敏试验的结果而选择，抗菌药物应用要及时。

截肢治疗：糖尿病引起的肢体坏死，肢体得到挽救的可能无论从短期或长期结果来看，均比非糖尿病患者差。发生足部感染或坏疽的患者约50%需要接受某种方式的截肢治疗。截肢治疗需要控制好血糖，因为手术加重了糖尿病的代谢紊乱，截肢后肢体残端能否愈合还要取决于有无良好的微循环及血糖控制的好坏，血糖高、容易感染影响伤口愈合。另外截肢平面的决定也是一个比较棘手的问题。有人主张最好在膝以下截肢成功率较高，截肢后可安装假肢。但有少部分患者隔几年后对侧肢体又发病，又需要进行截肢，这样就增加了残疾率。

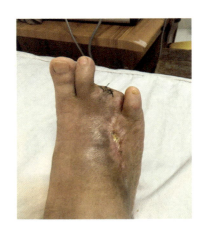

以往许多研究认为，糖尿病足溃疡分神经病变性、缺血性和混合性三种类型。国内大多数学者认为，糖尿病足溃疡主要是神经病变性，但近期有研究报道，糖尿病足主要为混合性，其次为缺血性，而神经病变性较少。糖尿病足的早期治疗主要是控制血糖、调整血脂、改善缺血和控制感染。随着外科技术水平的提高，介入治疗、干细胞移植等方法逐渐应用于糖尿病足的治疗。目前一般采用综合治疗，包括内科治疗、外科治疗和康复治疗三个方面。神经病变性糖尿病足溃疡主要是减压，特别要注意患者的鞋袜是否合适。缺血性糖尿病足溃疡则要重视下肢缺血，轻-中度缺血的患者可以进行内科治疗；病变严重的患者可以接受介入治疗或血管外科成形手术。对于合并感染的糖尿病足溃疡，应定期去除感染和坏死组织，只要患者局部供血良好，必须进行彻底清创。根据创面的性质和渗出物的多少，选用合适的敷料，在细菌培养的基础上选择有效的抗菌药物进行治疗。

一、创面愈合

创面愈合是组织对于创伤的反应，通过炎症、趋化、细胞增殖、细胞外基质沉积，最后使创面重塑和瘢痕形成。糖尿病可以从许多方面影

第六章 糖尿病足

响足创面愈合，包括周围血供受损、白细胞功能改变、细胞因子和蛋白酶类及慢性高血糖本身。因此，糖尿病足溃疡的愈合很困难。与正常的急性创伤比较，慢性糖尿病足溃疡常常停顿在慢性炎症期，肉芽组织生成困难。最近，已经有研究者提出蛋白激酶（MMP）是重要的预测创面愈合可能的指标，高水平的 MMP-1 似乎是创面愈合所必需的。

另外一个引起糖尿病创面愈合的因素是创面的反复受压。减压对于创面愈合至关重要。适当减压可以使得创面更接近急性创面，具有修剪过的样式，有血管生成、成纤维细胞增殖和肉芽组织生长。而以往没有减压过的创面活检被证实有高度角化的组合、纤维化和慢性炎症。这无疑提示我们适当减压可以促使创面愈合。所以使用全接触石膏支具（TCC）减压，神经病变性足底溃疡能够愈合很好。TCC 处理的原则是将足底减压，但这种支具难以脱下，须强迫患者坚持治疗。许多随机对照试验已经比较了 TCC 与其他可移动的足底减压装置，愈合最为迅速的还是 TCC 治疗。可能的解释是，TCC 增加了患者对治疗的坚持。后来的研究证明，修改后的不可移动的足底减压装置可以得到与 TCC 一样的治疗效果。

情感痛苦（如抑郁和焦虑）对于创面愈合有直接和间接的影响。儿茶酚胺和皮质醇分泌，加之细胞因子失衡，这些因素会直接影响创面愈合；有抑郁情绪的患者不容易坚持治疗，例如，不能在行走的任何时候都穿可移动的支具步行器（RCW）。临床医生往往忽略了这些情感痛苦，如果任何一个足底溃疡的患者接受穿 RCW 治疗但没有愈合的征象，这时要考虑穿不可移动的 RCW。

从上述讨论中可以得出结论，减压是治疗神经病变性糖尿病足溃疡必需的一环。TCC 可用于神经病变性糖尿病足溃疡合并足部感染者；使用减压器具处理缺血性糖尿病足溃疡仅用于没有临床感染的情况下。

对于那些接受不可移动的 RCW 患者，应每周除去 1 次 RCW 以评估创面、清创和清洁。通常在穿 RCW 6~12 周后，创面可以愈合。强

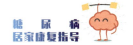

烈建议，在足底溃疡愈合后，RCW 再继续穿 4 周并逐渐过渡到穿适当的鞋袜，这种鞋袜需要额外的深度，严重畸形的患者需要定制。

包扎和绑带有时会给医护人员一种错觉，相信这些措施能够治愈溃疡。其实，包扎的目的是防止创面进一步受伤、降低感染的风险和准备良好的创面愈合环境，在多数情况下，应该是一种湿性环境。几乎没有什么证据能够说明任何特别的敷料能明显地影响创面的愈合，这点已经在国际糖尿病足工作组有关创面愈合的指南中多次被强调。

二、处理感染

处理感染的第一步是了解是否确实存在感染。必须记住，所有的糖尿病足溃疡都应该被取样做细菌培养。但感染的诊断和处理仍然应该依靠临床。因此，有临床感染征象如足部有脓性渗出、红肿、局部温度升高和水肿，则说明需要适当的治疗。

虽然有些糖尿病患者合并有周围血管病变（足部冰凉）和周围神经病变（有些患者疼痛不明显），老年糖尿病足患者由于免疫功能受损，很少出现全身发热，但仍需强调的是，要重视临床体征。一方面要看患者是否有糖尿病足的高危因素，如溃疡 >30 天、足溃疡复发史、足部创伤受到污染、患肢出现周围血管疾病、下肢既往截肢史、保护性感觉丧失、肾功能不全、赤脚步行史等；另一方面需要寻找次要感染体征，如非脓性分泌物、臭味、易碎肉芽组织、伤口边缘破坏、突然出现的伤口疼痛或触痛，或者尽管治疗恰当，但创面仍无明显好转等。

1. 非感染的溃疡

溃疡没有合并感染，如神经病变性溃疡（UT 分级 1A、2A），不需要使用抗菌药物。Chantelaud 等指出，只要创面处理得当，全身是否使用抗菌药物其愈后并无差别。在处理神经病变性溃疡方面，清创、去除胼胝和减压是必需的。如果有感染征象，就需要使用抗菌药物。对于缺血性溃疡，患者往往没有明显的感染征象，但这部分患者中，大多数

第六章　糖尿病足

需要抗菌药物治疗，因为糖尿病足患者的缺血与感染并存很常见，最终可导致截肢。

2. 感染的溃疡

在国外，非威胁肢体的足溃疡感染（UT1B、UT1D；UT2B、UT2D）一般在门诊治疗，根据药敏结果口服广谱抗菌药物。但在国内大多数医院，糖尿病足溃疡合并感染往往进行住院治疗，一方面是为了更好地控制糖尿病，纠正其他因素如低蛋白血症、贫血、血脂异常等，另一方面是为了方便清创和减压处理。最新的糖尿病国际指南中有一个重要内容，是定义糖尿病足感染的分类和严重程度。一般而言，轻度感染是表浅和局限的；中度感染是累及较深部的组织的；严重感染往往伴有全身感染征象和代谢紊乱。任何有临床感染证据的溃疡都应该被取样做细菌培养和药敏试验。一旦确诊临床有感染时，在等待细菌培养时应该尽快开始适当的广谱抗菌药物治疗，包括克林霉素或阿莫西林-克拉维酸钾联合治疗。

3. 威胁肢体的感染

威胁肢体的感染通常有全身症状和体征，需要住院治疗和静脉用抗菌药物。应该做深部组织取样和血液培养，采用非创伤性方法评估周围血液供应，常需要静脉滴注胰岛素以控制高血糖。部分患者需要尽早外科清创。最初用的抗菌药物应该是广谱的，直到获得细菌培养结果。这些抗菌药物包括克林霉素、环丙沙星或氟氯西林、氨苄西林和甲硝唑。关于分离出的细菌是否是真正的感染细菌，PCR方法在识别致病菌方面更有效，能够迅速区分是定居菌还是导致感染的细菌。

对抗菌药物耐药的细菌如耐甲氧西林青霉素的金黄色葡萄球菌（MRSA）感染是糖尿病足临床上面临的问题。在多数病例，MRSA是伴随广谱抗菌药物治疗而来的定居菌。如果MRSA成为致病菌，一些新的药物是有效的，如利奈唑胺，即可口服也可静脉使用。在清除糖尿病足创面合并感染的MRSA方面，生物清创治疗也是有效的。

三、物理治疗

糖尿病足溃疡的物理治疗主要是在控制感染的基础上增加血液供应及促进溃疡面肉芽生长。

1. 推拿

推拿适合早期轻度糖尿病足的患者。推拿患肢，从足趾开始向上至膝关节，每次20分钟，每天1~2次，有助于静脉和淋巴液回流及水肿的消退。

2. 运动疗法

早晚可坚持步速均匀一致的步行运动。步行中出现不适，可休息后继续行走，避免盲目加大运动量。运动疗法可增强患者体质，增加机体的抗感染能力，尤其是对于肥胖性2型糖尿病患者，可提高靶细胞胰岛素受体功能，促进细胞对葡萄糖的利用；同时纠正糖代谢紊乱和脂代谢紊乱，减轻体重，能有效预防和控制糖尿病足的发生和发展，降低致残率和病死率。通过运动疗法还可以减轻患者的精神紧张及焦虑，消除抑郁状态，增强自信心，从而提高生活质量。

3. 超短波

超短波具有热效应和非热效应双重作用。非热效应可使机体内的抗体和补体增加，增加白细胞的吞噬作用；使局部pH趋向碱性，使组织酸中毒减轻或消除；使局部钙离子增加，钾离子减少，使组织兴奋性降低而减少渗出液，改变局部环境使其不利于细菌生长和繁殖，从而使炎

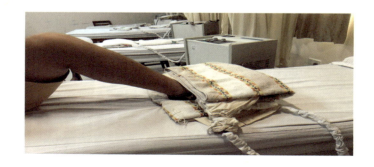

症好转；可增强免疫力，使急性炎症消散；同时可抑制感觉神经的传导，干扰、阻断痛觉冲动的扩散，故有较好的镇痛效果。热效应使患部血管扩张，血流加快，血管壁通透性增高，加强局部组织代谢过程，加快渗出物吸收，减轻水肿，有利于水肿的消散和炎性代谢产物排出，使组织器官的营养代谢水平得到改善。

4. 紫外线

紫外线穿透力较强，能使溃疡深部血管扩张、血流加快，组织代谢旺盛，促使溃疡面炎症、水肿吸收及消散，使肉芽组织增生、溃疡愈合。小剂量紫外线（1~2级红斑量）可促进新鲜溃疡的愈合，大剂量的紫外线（3~4级红斑量）可清除溃疡表面的坏死组织。

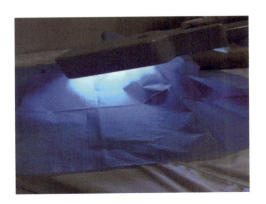

5. 红外线

红外线照射能使血流加速，局部血液循环改善，降低末梢神经兴奋性，解除肌肉痉挛而止痛。温热量局部照射可促进新鲜溃疡加速愈合，若患者合并肢体感觉障碍、缺血时应慎用，若溃疡面有脓性分泌物则禁用。

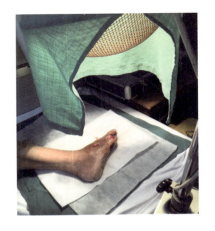

6. 远红外线

远红外线实际上就是波长为0.75~

1000微米的电磁波，可以改善血液黏稠度和局部血液循环，扩张血管，加快新陈代谢；降低末梢神经兴奋性，解除肌肉痉挛而止痛；增强免疫功能，提高吞噬细胞的吞噬能力和神经-体液系统调节强度。

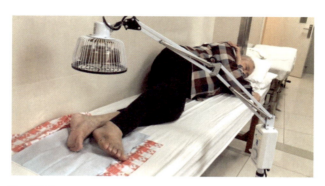

7. He-Ne 激光

He-Ne 激光可刺激血管扩张，促进上皮细胞及毛细血管再生，减少炎症渗出，使组织代谢加强，促进肉芽组织生长，从而达到抗感染、镇痛、加速溃疡面愈合的作用。照射时间为15分钟，照射时应保持光束与溃疡面相垂直，溃疡面若有渗液则及时蘸干。每日照射1次，15次为一疗程，疗程间隔1周，照射完毕用无菌纱布敷盖溃疡面。

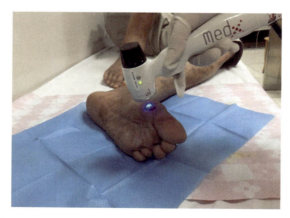

8. 气压泵

气压泵通过间歇性的加压作用提高静脉的血流速度，形成脉动流，

第六章 糖尿病足

促进新陈代谢，改善末梢组织的微循环和病变部位的供血供氧，加强末梢组织的有氧代谢，提高人体体温，增加舒适性。

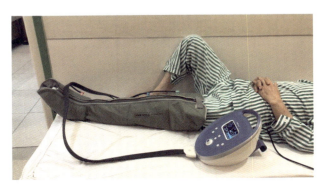

9. 漩涡浴

漩涡浴除了具有水的清洁作用外，还有显著的机械刺激及温度效应，可改善血液循环、减轻功能障碍。另外，还可根据治疗需求在漩涡液中加入抗菌药物作用于局部组织，发挥良好的抗感染功效。治疗时水温控制在 38~42℃，治疗时喷水嘴需对准治疗的重点部位。

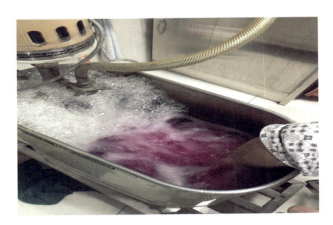

10. 高压氧

高压氧具有收缩血管，减轻组织水肿的作用。该治疗可增加细胞能量储备，促进血小板衍生生长因子（PDGF）、血管内皮生长因子（VEGF）和成纤维细胞的合成或再生，刺激创面内及创面周围毛细血管生成，提高中性粒细胞吞噬能力，促进伤口愈合；可降低血糖，提高机体对胰岛素的敏感性，增加血液氧含量，改善缺氧状态；可降低截肢率及死亡率，改善患者生活质量。在标准治疗的基础上应用高压氧治疗，被专家共识所推荐，尤其是对于长期缺血或感染的糖尿病足溃疡及难治性骨髓炎或进展性坏疽性感染者。有研究表明，用2~3个大气压每日治疗90~120分钟，有助于伤口愈合并减少截肢率，其与远红外线都有改善血液黏稠度的作用，所不同的是高压氧经呼吸道进入而起全身作用，远红外线则以局部照射为主。治疗时，在专人指导与全程监控之下，患者愉快平静地坐卧于高压氧舱内接受治疗。疗程因病情而异，对一般慢性伤口而言，每日1次，每次90~120分钟，平均治疗15~30次，某些状况须延长疗程。

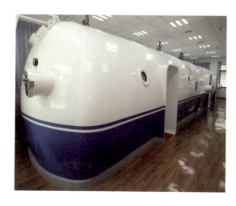
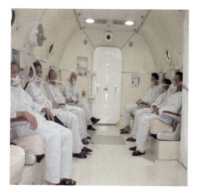

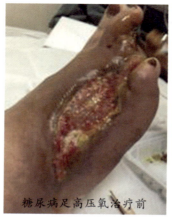
糖尿病足高压氧治疗前

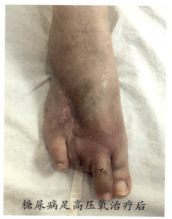
糖尿病足高压氧治疗后

四、作业治疗

糖尿病足溃疡或截肢可影响患者的步行功能,对患者的日常生活活动影响较大。作业治疗的主要作用在于改善患者的步行功能,提高患者日常生活活动能力。作业治疗的具体方法包括日常生活活动能力训练、矫形器具的正确使用和穿戴、拐杖或轮椅的操作技能训练、手术后的护理、义肢的使用、适合患者的职业训练及适当的环境改造等。下面重点阐述手术后的护理和义肢的使用。

1. 手术后的护理

①伤口护理:术后伤口保持清洁,并避免摩擦而导致皮肤破损。伤口愈合后要注意瘢痕增生及粘连,可采用按摩手法处理,软化瘢痕组织。②控制残肢水肿和残肢塑形:残肢水肿或软组织包覆形状不均,在术后初期很常见。为使日后义肢能顺利穿戴,控制残肢水肿及残肢塑形就非常重要,通常可通过弹性绷带、塑形套袜、预备性义肢等来控制水肿和塑形。③脱敏感训练:有些患者残肢端较为敏感,此时作业治疗可通过脱敏感治疗,让患者减轻皮肤的敏感性。患者幻肢觉或幻肢痛可借由超声波、电疗、冰敷、徒手按摩、绷带包扎、拍打残肢等方式来减轻这些痛苦。④维持关节活动度:截肢后由于屈肌肌力比伸肌强,因此,截肢后残肢常呈屈曲姿势,若不维持好关节活动度就容易造成屈曲挛缩,可通过被动运动、主动运动及摆位等预防关节挛缩。⑤维持身体姿势与协调:由于非对称的截肢造成身体左右两侧的重量不均,姿势及动作产生不协调性。因此,在装配义肢前应训练其截肢侧的肌力及控制,让身体可以维持正常姿势,动作保持协调。⑥加强肌力:截肢患者由于在术后无法立即下床,容易导致卧床期间心肺功能

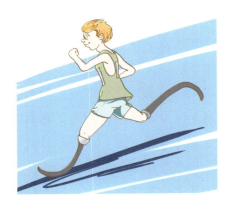

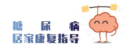

与肌耐力不足。因此，在术后伤口稳定后就应开始训练肌肉力量。某些患者要采用义肢，因此，使髋屈曲、伸直、外展及膝伸直、屈曲等肌肉力量的加强尤为重要。⑦独立日常生活活动能力：借由转位逐渐增加患者的平衡、协调能力，由坐姿、站姿、步行的顺序，逐渐训练平衡及适应义肢，帮助患者独立完成日常生活活动。⑧体重和身材的控制：患者需要控制体重，尽量保持身材稳定。

2. 义肢的使用

一般截肢术后由医生根据患者的状况，选择适合的义肢穿戴。患者应持续维持术后康复训练，让残肢有适当的肌力；包扎残肢，等待水肿消退，外形、周围径比较固定后，才开始制作及穿戴义肢。等待义肢的制作过程中，也可以使用暂时性义肢（石膏制作或气囊型承筒），让残肢适度承重，减轻水肿的产生，降低敏感和疼痛感，并能早期训练站立及重心转移。

义肢的制作需要量身定制，过程包括残肢的测量、取模、翻制石膏阳模、修改并设计石膏阳模、制作软质承筒内衬套、制作硬质承筒、组合装配零组件并做校准、义肢的试穿和调整等。由于义肢的制作流程较长，一般在手术半年内残肢形状较不稳定，会有少许形状或大小的变化，此时可以利用袜套的层次增减来调整残肢与袜套筒之间空隙，以增加穿戴的稳定性。

下肢义肢装配完成，就可以考虑训练患者利用义肢站立及行走。一开始作业治疗师可以安排截肢患者面对全身镜，在平行杆内训练站起、坐下、站立、重心转移、踏步行走等康复运动。在平行杆训练之外，可利用助行器或拐杖等辅助器具协助支撑与平衡，在平地上练习行走，并逐渐减少辅助器具依赖，最后可以不用辅助器具完全独立行走。在熟悉平地行走后，进一步训练日常生活中常遇到的上下坡及上下楼梯等。为了让患者能在日常生活环境中适应良好，作业治疗师可以安排各种情景，让患者穿戴着义肢克服地面障碍（不平整的地面、跨越门槛、沟槽）、

第六章 糖尿病足

生活上不同高度姿势维持（蹲下取物、垫高取物）、携带物体行走（单手提物、双手保持）及行走速度（慢走、疾走和跑步）等。此外，义肢训练也要考虑到双脚的协调性，如开车、骑摩托车、运动、跳舞等。除非是残肢受限，即使是义肢也不能完全取代残肢的功能，否则应尽量避免发展出代偿性单脚技巧，而荒废了残肢的操作与义肢的功能发挥。

五、局部减压治疗

足部压力异常是糖尿病足溃疡发生的主要诱因，尤其是糖尿病足神经病变性溃疡，因此，局部减压治疗是糖尿病足治疗的重要基础。减压治疗方案需要根据患者的年龄、活动量及家庭情况选择。

1. 全接触石膏支具（TCC）

TCC是单纯糖尿病足神经病变性溃疡减压治疗的首选方案。但该支具的缺点是质量重，价格相对较高，且影响创面观察。Nabuurs等在一项前瞻性随访研究中发现，对于单纯神经病变性溃疡使用TCC后效果较好，溃疡愈合率高达90%，愈合时间显著缩短，平均为18天。

2. 可移动可拆解支具

可移动可拆解支具与TCC治疗效果无明显差别，但可能人为造成治疗效果降低，主要是因为其具有可移动性，会造成患者间断使用。

3. 速成全接触石膏支具

速成TCC是将玻璃纤维石膏缠绕在可移动可拆解支具上，可明显提高患者的治疗依从性，且效果与TCC相当。

4. 糖尿病足治疗鞋

糖尿病足治疗鞋内垫有一副带柱状填塞物的鞋垫，可减轻行走时足底的压力，尤其是足跟部的峰值压力。

六、心理治疗

糖尿病是一种慢性疾病，患者常会出现各种心理障碍，从而影响患

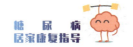

者的情绪，不利于病情的稳定控制。糖尿病患者在疲劳、焦虑、失望和激动时，可发生血糖升高，对胰岛素的需求量增加；在应激状况下，肾上腺素、去甲肾上腺素分泌增多，胰岛素的分泌受到抑制，致使胰岛素水平下降，血糖升高。糖尿病足溃疡经久不愈及对步行功能的影响，严重影响患者的日常生活、工作和社会交往，加之对截肢的恐惧，给患者带来沉重的心理负担。因此，在治疗糖尿病足的同时，必须重视心理康复治疗，具体方法如下。

1. 支持疗法

支持疗法是心理治疗的基础，其主要目标是支持患者渡过心理危机，引导患者有效地去面对困难。

2. 分析疗法

分析疗法是通过有计划、有目的地同糖尿病患者进行交谈，听取患者对病情的叙述，帮助患者完整地认识糖尿病，建立起战胜疾病的信心。

3. 集体心理疗法

集体心理疗法是以集体为对象，给予心理治疗。一般由医护人员讲解糖尿病的有关知识，然后组织患者讨论，并邀请治疗情况较好的患者做经验介绍，通过患者的现身说法，起到示范作用。集体心理疗法一般每周进行2~3次，每次1小时，以3~4周为一疗程，个别患者必要时可重复一疗程。

4. 家庭心理疗法

家庭心理疗法的特点在于把着眼点放在整个家庭里，让每一个成员都能理解、支持、同情、体贴、爱护和帮助患者，消除患者精神上的压力，减轻躯体痛苦。尤其对于一些心理病态的儿童，治疗患儿的母亲甚至比治疗患儿本身显得更为重要。

5. 生物反馈疗法和音乐疗法

生物反馈疗法借助肌电或血压等生物反馈训练，放松肌肉，同时消除心理紧张，间接地利于血糖的控制。音乐疗法通过欣赏轻松、愉快的音乐，消除患者的烦恼和焦虑，解除心理障碍。

七、局部创面清创治疗

局部创面清创治疗可以将一个污染的创面变为一个相对清洁的创面，同时将一个慢性创面变为急性创面，从而促进创面愈合。

1. 锐性清创

锐性清创是用组织剪或手术刀去除胼胝减轻局部压力、清除坏死组织减轻组织感染，将慢性创面变为急性创面。优点是可分次进行，比较精细。缺点是对于严重出血倾向、全身状况差和病情危重的患者不适用。

2. 生物清创

生物清创主要指医用蛆虫清创，主要用于对抗生素和外科清创无效的患者。优点是可根据创面大小选择放入蛆虫的数量，经济实惠。缺点是需要医院伦理委员会批准，同时需要做患者及家属的思想工作，取得患者及家属的同意。

3. 超声刀清创

超声刀清创可用于浅表创面，也可用于窦道、瘘管、组织间隙等深浅不一的创面。超声刀刀头有球形、马蹄形等多种形状，利用超声波的空穴及机械破碎作用清创坏死组织。因其成本较高，普及应用仍有困难。

4. 生物敷料清创

生物敷料清创主要是利用含有清创功能的生物敷料对创面进行治疗，具有减轻溃疡症状，保护伤口，促进创面愈合的作用。每种敷料各有优缺点，需要根据创面情况进行选择。①低黏性敷料：优点是简单、防过敏、防粘连；缺点是没有促进愈合的作用，吸收性较差。②水胶体敷料：优点是促进自溶，有一定吸收性；缺点是无抑制细菌的作用，不适用于感染的创面及渗出物较多的创面。③水凝胶敷料：可以为伤口提供水分，促进自溶，并且具有一定的吸收性；缺点是同水胶体敷料，且其吸收渗出液作用更差。④泡沫敷料：优点是可以吸收大量渗出液，可

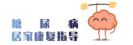

有一定减压作用,并且吸收性较好;缺点是不适用于干燥创面。⑤藻酸盐敷料:优点是吸收性高,有止血、抑制细菌的作用;缺点是不适用于干燥创面,因其抑制细菌的作用不强,不适用于感染创面。⑥银离子敷料:优点是抗菌作用强,吸收性好;缺点是不适用于干燥创面,且价格较贵。⑦蜂蜜生物敷料:优点是抗菌性强,低浓度情况下也能抑制金黄色葡萄球菌等生长。

5. 生长因子疗法

生长因子疗法已经成为糖尿病足治疗的新希望,在创面的愈合过程中具有重要作用。①血小板衍生生长因子(PDGF):可促进成纤维细胞、神经胶质细胞和其他多种细胞的分裂增殖,已经被美国食品药品监督管理局批准为唯一可用于治疗的生长因子。②重组人血管内皮细胞生长因子(VEGF):可通过改善创面的微循环和组织细胞的营养状态,达到促进创面的再上皮化。③富血小板血浆:含有多种与体内正常比例相似的高浓度生长因子,其协同作用较好,可弥补单一生长因子治疗的缺点。

八、外科治疗

1. 血管重建

通过血管腔内介入治疗干预膝下血管病变逐渐成为提高溃疡愈合率的一项血管再通措施。

荟萃分析显示,导致严重缺血的周围血管疾病在血管腔内介入治疗后有良好的结局和理想的血管畅通率。血管腔内介入治疗的目的是至少打开一条膝下血管,直通足部,最好是溃疡区域的直接供血血管。有研究显示,通过足弓和腓动脉、胫动脉分支进行逆行腔间血管成形术,治疗糖尿病足也有一定的效果。

针对溃疡部位直接供血区域的血管重建术,相关的循证医学证据较少,但理论上这是治疗糖尿病足溃疡的合理措施。血管旁路移植术一般用于较长的血管闭塞。糖尿病患者和非糖尿病患者在翻转大隐静脉腘动

第六章 糖尿病足

脉旁路术后的血管畅通率相似。如果近心端的血管没有明显的血管壁的改变，可以通过较短的旁路移植从股浅动脉和膝下动脉引入血流。治疗膝下动脉疾病最好的移植材料是自体静脉，比人工血管开放性更好且不易感染。Pomposelli 等对 865 例患者的 1032 条足背动脉旁路移植进行了研究，大多数患者为糖尿病合并慢性下肢缺血。研究结果显示，自体隐静脉移植的血管畅通率高于其他所有人工血管，远期（5年）畅通率分别为 67.6% 和 46.3%。使用自体静脉进行血管旁路移植术能够增加耐用年限，但合并有多种并发症且预期寿命≤12 个月的患者无此获益。

目前并没有随机对照研究比较血管腔内介入治疗和血管旁路移植术的疗效；但对于严重下肢缺血的糖尿病患者，血管腔内介入治疗使用得更加频繁。血管旁路移植术和血管腔内介入治疗对于溃疡不能愈合的糖尿病患者来说是互补的两种方法。血管旁路移植术有其局限性，需要全身麻醉，一般不适合老年人和严重心血管疾病患者，足部感染是手术禁忌。血管腔内介入治疗无须全身麻醉，但其风险并不低于开放性手术。如果血管腔内介入治疗和血管旁路移植术同时可行，且预期效果相同，应该首选血管腔内介入治疗。

2. 下肢动脉腔内介入治疗

下肢动脉腔内介入治疗主要有经皮穿刺动脉内行球囊扩张成形术、直接的动脉腔内支架成形术。这些手术属于微创治疗，对年老体弱或不能耐受动脉搭桥手术的患者尤其适用。下肢动脉腔内介入治疗适用于：①下肢动脉流入道和流出道良好的患者。②年老体弱或伴有其他疾病不能耐受手术者。③动脉流出道虽然差，但近端有局限性病变时可考虑。如介入治疗成功，症状会很快得到缓解或改善。主要为主观症状的改善，如疼痛缓解、肢体发冷感改善等。还可通过踝肱指数等客观诊断指标及创面变化等进行评估。对糖尿病下肢缺血患者而言，即使是一项临床症状或指标得到改善，也表明介入治疗成功。目前动脉腔内治疗研究较多的有球囊扩张成形术、支架成形术和血管内超声消融术。近期，国外出现了一种称为"动脉硬化斑块切除术"的治疗方法。国内近两年也开展了这项技术，近期疗效较好；但由于治疗的病例较少，观察时间较短，其远期疗效尚需更大样本和更长观察时间加以证实。另外，下肢小腿动脉的药物球囊成形术也是一种新技术，国外临床研究报道具有较满意的疗效，其效果优于非药物球囊成形术，但该技术国内尚无报道。

3. 下肢动脉旁路移植

下肢动脉旁路移植是传统的治疗糖尿病下肢缺血的主要方法，包括股动脉-膝上或膝下腘动脉旁路移植和下肢远端小动脉旁路移植。第一种目前仍然在广泛使用，是血管外科最常用的手术之一，特别是股动脉-膝上腘动脉旁路移植是大多数血管外科医生能顺利完成的一种手术。第二种因为下肢动脉移植远端的吻合口在小腿动脉或足动脉上，手术难度较高，目前用于下肢远端动脉流出道较好和身体状况良好、能耐受手术的患者。该手术治疗创伤较大，因此对合并有严重心脑血管疾病或其他疾病的患者建议采用下肢动脉腔内介入治疗或其他治疗手段，以防手术成功却威胁到了患者生命或引发其他严重后果。

目前，由于血管腔内技术发展迅速，动脉旁路移植术仅作为一种成熟的技术，近期的相关研究较少，其与血管腔内技术比较并无明显优势。加之手术创伤大，术后恢复慢，故有被血管腔内技术取代的可能性。但是对那些体质良好、动脉流出道较好的患者，该手术也是一种较好的选择。合并肾功能不全的患者，动脉旁路移植是最主要的治疗方法。

4. 自体干细胞移植

近年来，越来越多的学者开始重视自体干细胞移植，但国内开展的医院较少。该技术包括外周血干细胞移植、骨髓血干细胞移植、脐血干细胞移植和胚胎干细胞移植，目前应用最多的是骨髓血干细胞移植和外周血干细胞移植。下肢缺血主要采用自体干细胞移植，该疗法有以下优势：①不会发生免疫排斥反应。②创伤小，操作简单。③无须考虑胚胎干细胞的伦理道德问题。④疗效确切，但必须严格选择合适的病例。对膝下动脉病变及腘动脉以下病变治疗效果较好；而对股浅动脉病变，尤其是股总动脉病变的效果较差；对主动脉和髂动脉病变无效，是干细胞移植的禁忌。

5．间充质干细胞（MSCs）移植

MSCs是干细胞家族的重要成员，可来源于骨髓、脂肪、脐带和胎盘等组织，具有多向分化潜能，可分化成不同类型的细胞，作为理想的种子细胞用于衰老、组织器官损伤修复等。而MSCs作为一种理想的"万能细胞"，在缺血损伤、创面修复方面的应用对糖尿病足的治疗具有全新的优势，其可在体内分化成血管内皮细胞、平滑肌细胞，同时分泌促血管生成因子，促进血管新生，从而改善缺血组织血供，促进创面愈合。同时能降低免疫原性，调节免疫反应，使移植治疗成为可行的办法。目前已成功从动物研究及临床应用方面证实了MSCs移植的可行性，同时对肝肾等脏器功能并无损害，无明显不良反应发生。因此，MSCs移植可成为治疗糖尿病足可行的方法。

随着对MSCs研究的深入，目前对其生物学特性及作用机制有了较为深入的了解，但仍然存在一些问题需要得到进一步的解决：①目前对于糖尿病足治疗没有统一的干细胞治疗方案，如移植治疗前准备、移植细胞数、移植过程中是否必须同时使用其他免疫药物或细胞因子等；②移植的MSCs在体内的免疫调节维持的时间，以及其免疫调节维持时间之后对宿主免疫系统的影响如何；③移植微环境对MSCs的影响及其机制尚未完全阐明；④治疗安全性，必须正确评估使用MSCs治疗人类相关疾病的安全性。尽管普遍认为MSCs在体外培养并没有恶性转化的风险，但也有相关研究显示，在一些实验模型中，MSCs移植可以促进肿瘤的生长。因此，此疗法的安全性及可能的长期副作用需要得到进一步研究探讨。

6．下肢截肢

如果存在广泛的组织缺损和难以愈合的损伤，除了进行血管重建，

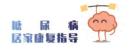

膝盖以下的截肢也是必要的。即使进行过血管旁路移植术，患者仍需要频繁地接受外科清创和护理，可能持续数月直至溃疡愈合。由于跟骨脂肪垫的低灌注，足跟部溃疡不易愈合，且跟骨处进行外科清创更容易引起深部感染。深部感染对肢体是严重的威胁，所以25%~50%的糖尿病患者需要立刻截肢。脚趾和跖骨截肢能够保留患者足部的行走功能。如果皮肤存活能力受损，则小截肢的伤口需要敞开。另外，长期卧床的患者，如果预期寿命较短，且下肢不能做血流重建，必要时需要做早期大截肢。

7. 皮肤替代物

随着组织工程技术水平的提高，不同类型的组织工程皮肤替代物应运而生。有学者利用复方壳多糖组织工程皮肤膜片、ActivSkin治疗糖尿病足溃疡，发现可显著提高溃疡愈合率，缩短平均愈合时间，并无明显不良反应。由牛Ⅰ型胶原和新生儿包皮细胞组成的Apligraf已被美国食品药物监督管理局核准治疗静脉溃疡和糖尿病足溃疡。但文献系统回顾认为仍需更多的研究来进一步评估其使用，在现阶段临床上并不推荐使用。

九、中医中药治疗

1. 中医内科治疗

糖尿病足属中医"消渴脱疽""消渴痹症"范畴。消渴病阴虚为本，燥热为标，病程迁延日久，致气阴两伤，湿热内生。气虚无力推动血行，血行滞缓；阴虚灼热，煎熬血液，血液黏稠，凝结脉道；湿热之邪，黏滞重浊，流注于下，经络瘀阻。以上因素相互影响，相互作用，导致糖尿病足的发生。因此，对于糖尿病足的中医治疗，补气阴、固正气和清湿热、除瘀血是不可或缺的两个方面。有学者将糖尿病足分为三型：一为阴血两虚证，治疗代表方剂为四物汤合六味地黄汤加减；二为寒凝血瘀证，治疗代表方剂为阳和汤或当归四逆汤加减；三为湿热瘀阻证，治

第六章 糖尿病足

疗代表方剂为补阳还五汤加减。

2. 中医外治

中医外治与传统中药内服相比,既避免了药物首过消除带来的不利影响,又可直接作用于患处,有利于药物吸收。

(1)熏洗剂:是糖尿病足中医外治最常用的剂型之一,既具有水温的理疗作用,又可刺激局部神经末梢感受器,特别适用于糖尿病足伴神经病变的患者,达到使患足温通经脉、活血化瘀、清创解毒、加速愈合的目的。

(2)膏剂:按载药基质的不同,大体可分为硬膏和软膏两种。硬膏制剂多以黄丹为基质,利用其高热下物理变化凝结而成,其优点在于可较好地固定和保护患处,避免创面接受外来刺激,既可用于糖尿病足早期未溃破者,起到清热消肿之功;亦可用于中后期皮损溃烂者,有提毒祛腐、生肌收口之效。相较于硬膏,软膏多以凡士林、香油和蜂蜜等为基质,可润滑皮肤,保护性强、刺激性小,保持创面湿润的效果较好,且可塑性强,适用于各种形态的创口,故多用于糖尿病足溃疡的患者。

(3)酊剂:是将各种药物浸泡于高浓度乙醇溶液中,倾取其药液而得。酊剂擅活血渗透,且引药直达病所,多用于糖尿病足溃疡未溃者或局部有压疮的部位。近来有学者认为,虽然酊剂对皮肤黏膜有一定的刺激性,常规破溃严重者慎用,但因该病对末梢神经反应迟钝,不会引发刺激反应,故对糖尿病足溃烂期病灶用药不必担心有刺激性,可使用酊剂。

(4)散剂:又称掺药,使用时既可掺于膏剂上,也可以直接掺于病变部位,适用于糖尿病足伴肿疡或溃疡者,使用时可直接撒布于疮面或黏附于纸捻插入窦道引流。配制时应研至极细,混合均匀。散剂的种类很多,消散类散剂适用于疮疡初起者,使蕴结之内毒渐向外扩散,肿消毒散;箍围类散剂适用于病变肿势不明显者,聚肿成脓,脓溃而出,病情得缓;提脓去腐药适用于糖尿病足溃疡后腐肉未脱,脓水不净者,

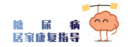

可使内积之毒早日排除，未脱之腐肉迅速脱落；生肌收口散剂适用于腐肉已脱，脓水即尽。

3. 针灸

针灸治疗糖尿病的优点在于其简便性与廉价性，且有效避免了药物进入人体后出现的毒副作用和首过消除。临床采用针法、灸法和温针灸等方法治疗此病，均取得良好效果，其机制主要是穴位具有双向血糖调节作用，改善血脂代谢和血液流变，改善组织血供，抑制细菌生长繁殖，保持创面干燥利于组织生长等。

4. 火针烙法

火针烙法是指将针具烧红后迅速烫烙病变部位以达到消肿排脓的一种治疗方法。与切开排脓相比，火针烙法具有以下优点：创伤小、痛苦少、疗程短、费用低；高温可使皮肤病损细胞和蛋白质坏死，启动巨噬细胞功能，并促使巨噬细胞分泌细胞因子，有利于炎症的恢复和伤口的愈合，且能减轻疼痛感。此法适用于糖尿病足急性炎症期未溃破者。

十、其他治疗

负压创面治疗（NPWT）通过创口持续负压引流，将各种渗出物经敷料和引流管及时排出，是一种有效促进创面愈合的新方法。国内外的最新研究指出，与传统清创纱布换药相比，NPWT在糖尿病创面治疗上有更高的溃疡愈合率、更显著的创面缩小程度、更短的创面愈合时间，且能降低复发率及大截肢率，减少抗生素的应用。NPWT在保护创面、提高患者舒适度、减少费用及改善患者生活质量等方面的优势均得到了普遍认可。基础的NPWT装置包括真空泵、引流管、引流瓶、多孔泡沫及敷料、生物半透性薄膜。NPWT的可能作用机制是：保持创面湿润，稳定创面环境；缩小创面，减轻创面张力；引流渗出物，减轻组织水肿；促进肉芽组织生长，增加创面血流量；促进细胞增殖和血管发生，并可以抑制细胞凋亡、促进细胞增殖、改变相关基因的表达水平；影响细胞

第六章 糖尿病足

因子表达，促进创口愈合。目前常规 NPWT 技术仍存在一定的局限性，如浓稠的分泌液通过多孔敷料时引流困难且易堵塞，使引流失效，影响治疗效果。衍生出来的负压治疗技术有负压灌注引流治疗、便携负压创面治疗、自制封闭式负压引流治疗等。

十一、糖尿病足局部分级处理原则

糖尿病足均可根据情况采用以上疗法，另外可根据局部分级采取创面管理和外科治疗。

1. 糖尿病足一级的处理

该级属于坏疽初期，皮肤已有开放性损伤或病灶，如水疱、血疱、鸡眼或胼胝，Ⅰ°~Ⅱ°烫伤或冻伤及其他皮肤损伤所致的浅表溃疡，但病灶尚未波及肌肉组织。其处理原则为以下几方面：

（1）若肢端血液供应尚好，创面较小，应尽早逐渐清除溃烂组织，有利于溃疡愈合。

（2）若下肢血液供应不足，并发症较多，应选用胰岛素及抗菌药物积极控制糖尿病及感染，待肢端血液供应得到改善，再做清创处理，并局部应用溃疡糊以活血化瘀、去腐生肌。

（3）若有水疱、血疱，应在严格消毒的条件下，用无菌注射器将水疱或血疱内容物抽出，使其干瘪，并涂以碘酊预防感染，用无菌纱布包扎。

（4）若有鸡眼、胼胝，应做部分或全部切除，涂以溃疡贴，促进创面愈合。

2. 糖尿病足二级的处理

由于皮下组织感染形成脓灶或蜂窝织炎，致病菌已侵入深部肌肉组织，造成肌肉严重感染，形成局灶性或多发性小脓肿，但肌腱韧带尚无破坏。治疗原则包括以下几方面：

（1）局部红肿者，可局部应用溃疡糊，以消炎祛肿。

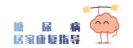

（2）已形成脓肿者，应切开排脓，保持引流通畅，但避免挤压或过分冲洗，以免感染沿肌间隙蔓延扩大。

（3）若出现较多的坏死组织，采用蚕食的方法逐渐清除，但应特别注意保护肌腱和韧带，为提高患者生活质量创造条件。可在坏疽创面湿敷庆大霉素、甲硝唑及654-2等，以改善创面的微循环，促进肉芽组织生长。

3. 糖尿病足三级的处理

该级坏疽范围进一步扩大加重，肌腱、韧带组织已遭破坏。由于某支小动脉血流突然中断，局部急骤缺血而造成干性坏疽，少数足趾或足跟、足底或足背某一部位局限性变黑坏死或干枯。湿性坏疽者，多由于感染进一步加重，形成多发性脓肿，脓肿周围炎性反应明显，常有红、肿、热、痛、全身不适、体温上升、白细胞计数增多，部分患者出现毒血症，但骨质尚未破坏。此级处理原则包括以下几方面：

（1）对局部脓肿，应及早切开排脓，对口小腔大的坏疽应扩大切口，保持引流通畅。

（2）对局灶性或少数足趾干性坏疽，应与健康组织分界清楚后，手术清除。

（3）如果创面比较红润，治疗应侧重生肌药物的应用，溃疡贴及654-2外用，以达到消炎、活血、去腐生肌的效果，但局部仍需用抗生素预防感染。据报道，苯妥英钠外用能刺激局部成纤维细胞增生，促进肉芽组织成熟，加速伤口愈合。

4. 糖尿病足四级的处理

该级属于重度坏疽，由于严重感染已造成骨质破坏、骨髓炎及骨关节病变。另外，该级临床上也常遇到下肢及足背、足底较大动脉突然阻塞，造成部分足趾或足的部分供血停止，导致缺血性干性坏疽。其处理原则包括以下几方面：

（1）对湿性坏疽应逐渐清除坏死组织，保持引流通畅，每天换药

第六章　糖尿病足

1~2次。

（2）对疑有厌氧菌感染或窦道较深、脓性分泌物较多者，局部可敞开创面，采取高压氧舱或红外线照射治疗。

（3）干性坏疽的处理：将干性坏疽与健康组织分界清楚后，可自足趾基底切除；如足背足底发生部分干性坏疽，可将坏死足趾连同跖骨部分截除。多个足趾坏疽并波及跖骨坏死，可做跖骨部分截除。

（4）对骨质破坏感染者，除积极抗感染治疗外，在清创时应对已失去生命力、脱离骨膜的死骨加以清除。慢性骨髓炎是糖尿病肢端坏疽久治不愈的重要因素，当久治不愈或影响坏疽愈合时应予切除。

5. 糖尿病足五级的处理

该级为糖尿病肢端坏疽，属于极重度坏疽，常波及踝关节及小腿，并危及生命，采取内科综合治疗方法，很难挽救肢体。因此，不得不采取外科干预，以保证生命安全。其处理原则如下：

（1）积极做好术前准备工作，严格控制血糖，改善肢端血液循环，加强全身和局部抗感染治疗力度，纠正水和电解质紊乱，控制急慢性并发症，提高机体抗病能力。

（2）查明直接病因，尽早做血管彩色多普勒检查，必要时可做血管造影，了解下肢血管阻塞部位和程度。尽早做肢端X线片检查，了解骨骼的破坏情况。

（3）患者下肢较大动脉粥样硬化或血栓形成阻塞，可做取栓或血管重建术及血管腔内介入治疗，疏通大血管，改善下肢供血。

（4）下肢截肢平面的选择多在动脉阻塞部位以上近心端。最佳部位是膝下小腿中上1/3交界处，可以为患者利用膝关节安装义肢提供方便。

十二、Charcot关节病的治疗

Charcot关节病（CN）是发生在供血良好的无感觉的非感染关节的

疾病，其确切的发病机制仍不清楚。典型的患者表现为足部温暖且水肿，可以伴有疼痛或者至少受累及关节有不舒服。年轻的糖尿病患者好发。尽管可以有外伤病史，但这种外伤病史往往不足以解释临床检查中发现的严重的异常病变。CN 的特点是局部骨吸收增加，这种情况确切的细胞学发病机制仍然不明确。

CN 的治疗主要是长期制动，国外已有多种适用于糖尿病足溃疡和 Charcot 关节的支具。支具可以使病变的关节制动，改变和纠正神经性病变所致的足部压力异常。在急性期，通过采取石膏支具对病变足的减压是最为有效的治疗方法，可以延缓病变发展和减轻局部的炎症。石膏支具应该持续使用，直到水肿和高皮温消失，患处皮温与周围皮温温差小于 1℃。外科手术治疗 CN 疗效不佳，但也有人报道，CN 踝的外科切除、重组和稳定手术的效果良好。手术包括切除踝骨和踝关节的残余物、松弛软组织、进行足的重排列和固定。6 周后除去手术处理的固定物，再用石膏支具固定 6 周，3 个月后以矫正器替代石膏支具，并让患者穿特制的鞋。

（潘翠环）

第六节　糖尿病足的居家护理

糖尿病足按 Wagner 分级可以分为 5 级，其中 0 级是没有发生溃疡，存在发生溃疡的危险因素，我们常把它称为高危足。糖尿病足预防胜于治疗，本节为大家详细介绍高危足的居家护理知识。

一、足部的日常检查

由于糖尿病患者常常伴有周围神经病变，足部的感觉有所下降，因此，需要养成每天检查双足的习惯，做好足部的日常检查工作。如果患

第六章 糖尿病足

者自身存在视力障碍，可以请求家人帮忙查看；或者由于动作不便，可以使用镜子照看足底。具体需要检查以下几方面。

1. 部位

每天仔细观察双足，包括足跟、足踝、足弓、足背、足底、足趾，特别是足趾之间的缝隙。

2. 内容

检查是否有伤口、水疱、红肿、鸡眼、皮肤颜色、内生趾甲、干裂、趾缝间是否有溃疡等。

3. 其他

如果发现有异常，应该立即到内分泌科就诊或找糖尿病足专科护士进行处理。

二、足部的卫生保健

要坚持每天洗脚，保持足部的干爽。要学会正确的洗脚方法。

（1）建议用温水洗脚，水温不要超过40℃，不建议泡脚。

（2）洗脚时动作一定要轻柔，避免使用毛刷、避免指甲划伤足部。

（3）建议选用中性清洗液进行清洗，一定要查看商品的酸碱值（中性清洗液 pH=7）。

（4）洗完脚后用浅色、干净、柔软、吸水性好的毛巾将脚轻轻擦干，特别是脚趾缝，可以使用棉签擦干，避免擦破。不建议趾缝间使用爽身粉等用品。

（5）皮肤干燥时可以用保湿霜或润肤乳，脚趾缝不建议使用，避免过湿。

三、足部的趾甲护理

建议每周定期进行趾甲护理。选用合适的工具，常用的有指甲钳，避免直接使用剪刀、刀片进行修剪。剪趾甲时，若动作不便或视力欠佳，

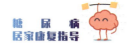

均应请求家人帮忙,避免受伤。修剪趾甲需要注意避免修剪的太深、太圆、太尖,应小心将趾甲修剪平整,长度与趾尖平齐即可。若发生嵌甲,应请足病医生或者护士处理。

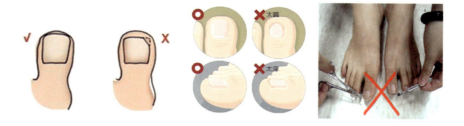

四、合适鞋袜的选择

(一)鞋子的选择

(1)一般选用软皮面、厚胶底、系带鞋或魔术贴、宽鞋头的鞋子,要让鞋子的长度、宽度、深度都合适,穿鞋后双脚的任何部位都感觉舒适。避免选择尖头鞋、高跟鞋、拖鞋、凉鞋等。

(2)购买新鞋的时间尽量在下午,因为双脚下午活动后较上午稍肿胀或增大。买鞋时,要双脚试鞋,尺码准确,不要因为价格便宜或者款式喜好而选择不合脚的鞋。

(3)不要赤脚走路,穿鞋前应先检查鞋子内是否有小沙粒等异物,把鞋内异物清理干净。

(4)穿新鞋时,需要在家中先试穿20~30分钟,脱下鞋后检查双脚是否有压红的区域或摩擦的痕迹。避免将新鞋整天穿在脚上,从每天穿1~2小时开始,逐渐增加新鞋的穿戴时间,确保及时发现潜在问题。

(5)合适的鞋应该是适合脚的形状和大小,一般最宽敞的地方是在跖趾关节处,足趾尖与鞋头的距离应有0.95~1.27厘米;足趾及足背应有充足的空间,避免垂直和水平挤压。

（二）袜子的选择

应该选择清洁、干燥、柔软、浅色的棉袜或者纯羊毛袜。在穿袜子前，一定要检查袜子是否平坦、有无皱褶，避免穿破洞或有补丁的袜子，最好穿无接缝的袜子。袜子不宜过松或过紧，避免穿弹力过大的袜子，以免压迫双脚，影响双脚的血液循环。坚持每天换洗袜子，在阳光下晒干，有异味的袜子应该及时更换。

（三）鞋垫的选择

应选用柔软、表面平整的鞋垫。推荐晚间取出鞋垫清洗或吹干。

五、不同糖尿病足的护理特点

（一）鸡眼和老茧的护理

避免使用刀片、鸡眼水、化学药膏处理或剔除老茧、鸡眼，应请足病医生或护士处理。

（二）真菌感染的护理

如果出现脚癣，应请医生和护士处理，使用合适的抗真菌药物治疗，日常生活中尽量保持足部干爽。

（三）足部应如何保暖

可选择更保暖的羊毛袜和（或）毛皮制的鞋子，慎用热水袋、电热毯、加热器、加热垫、热水泡脚、频谱仪等。

（四）足部疼痛

足部疼痛时避免自行用药处理，建议到医院进行规范检查，听取医生意见再行处理。

六、皮肤损伤的一般处理

（一）足部损伤的护理

当足部切伤、割伤、擦伤时，要及时止血，并用碘酊进行局部消毒，最后使用创可贴或消毒纱布进行包扎，进一步找内分泌医生或足部治疗师处理。

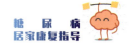

（二）烫伤的应急处理

烫伤时应先局部用冷水冲洗 15 分钟。有水疱者，注意保护水疱，避免其破裂，切记不要自己弄破足部的水疱。如水疱已经破裂，应用消毒纱布包好，避免感染，尽早就医。无水疱者，可以使用烫伤膏外涂。如果 24~48 小时内无好转，出现红、肿、热，即使不感觉到痛，均应立即找内分泌医生或足部治疗师处理。

七、糖尿病足患者随访的注意事项

糖尿病患者每年至少行足部检查一次，高危足患者每次随诊或每 3 个月检查一次。足底有溃疡者可以每 1~3 周复查一次或根据病情随时就诊。

（毛晓群）

第七节　糖尿病足的预防

糖尿病足治疗困难，但预防则十分有效。应对所有的糖尿病患者足部进行定期检查，包括是否有畸形、胼胝、溃疡、皮肤颜色变化，足背动脉和胫后动脉搏动情况，皮肤温度以及是否有感觉异常、出汗异常等。如果患者足部动脉搏动正常，尼龙丝触觉正常，没有足畸形及明显的糖尿病慢性并发症，这类患者属于无足部病变危险因素的患者，可进行一般的糖尿病足疾病预防教育。

1. 预防的关键

糖尿病足预防的关键包括：患者定期检查是否存在糖尿病足的危险因素；识别出这些危险因素；教育患者及其家属和有关医务人员进行足的保护；穿合适的鞋袜；去除和纠正容易引起溃疡的因素。

2. 筛查

预防的第一步是识别高危人群。包括中华医学会糖尿病学分会在内的许多国家的糖尿病专业学会都通过了对糖尿病患者施行年度并发症筛

第六章 糖尿病足

查的原则，每例糖尿病患者至少每年筛查 1 次糖尿病并发症，其中包括足病危险因素的筛查。这种筛查可以在社区进行，也可以在医院完成。

对于有糖尿病足病危险因素的患者，应该由专业人员进行教育和管理，尽可能地降低糖尿病足的发病。良好的健康教育可充分调动患者的主观能动性，积极配合治疗，有利于疾病控制达标，防止各种并发症的发生和发展。

3. 健康教育内容

糖尿病足健康教育内容包括：每天检查双足，特别是足趾间；有时需要有经验的人来帮助检查足。定期洗脚，用干布擦干，尤其是足趾间。洗脚时的水温要合适，一般 <37℃。不宜用热水袋、电热器等物品直接保暖足部。避免赤足行走。避免自行修剪胼胝或用化学制剂处理胼胝或趾甲。穿鞋前先检查鞋内是否有异物或异常。不穿过紧的或毛边的袜子或鞋。足部皮肤可以使用油膏类护肤品。每天换袜子。不穿高过膝盖的袜子。水平地修剪趾甲。由专业人员修除胼胝或过度角化的组织。尽可能地将血糖和血压控制良好。改变不健康的生活习惯（如吸烟、酗酒、摄盐过多、过于肥胖、体力活动太少等）。一旦有问题，及时请专科医生或护士诊治。

不合适的鞋袜可以引起足溃疡。患者应学会选择合适的鞋袜，这类鞋的鞋内应该有足够的空间，透气良好，鞋底较厚硬而鞋内较柔软，能够使足底压力分布更合适。

（潘翠环）

第八节　糖尿病足相关知识的最新研究进展

一、干细胞技术在糖尿病足中的应用

根据干细胞在一定条件下可在体内分化为血管内皮细胞和平滑肌细

胞并分泌大量的促血管生成因子，可将干细胞移植到缺血下肢，使其逐渐分化并形成新生毛细血管，参与缺血局部的代偿性血管重建，改善和恢复下肢血流。近年来，干细胞移植治疗糖尿病足的研究已日趋广泛，通过干细胞移植可促进缺血肢体的新生血管形成，改善和恢复肢体血流，从而达到治疗肢体缺血的目的，并最终达到治疗糖尿病足的目的。

干细胞移植血管再生技术又称为细胞性血管搭桥术。2002年起被用于治疗下肢缺血性疾病，取得了良好效果。近年来，大量动物模型体内研究表明，干细胞移植可以促进局部的治疗性血管形成。植入的干细胞在特定的诱导条件下能够分泌大量的细胞因子及生长因子，参与新的毛细血管的生成，改善局部微循环，增加末梢足部血供，促进糖尿病足愈合，在糖尿病下肢缺血、糖尿病足溃疡和糖尿病足周围神经病变的治疗中具有广阔的应用前景，已经成为当今生命科学的研究热点。但干细胞移植作为一项新技术，治疗糖尿病足的研究开展时间较短，还存在如下问题：①如何获得更多的干细胞；②如何提高干细胞的纯度；③如何统一干细胞质量检测的方法；④干细胞移植时所需的数量、时机及有效成分，如何能达到最佳的治疗效果；⑤干细胞移植到动物体内后，如何鉴定其存活率、有效率及远期疗效；⑥其远期治疗是否出现无法控制的细胞分化、增殖等并发症及有无可能出现致瘤性；⑦如何进一步明确其治疗机制。随着动物实验研究的深入，相信以上这些问题会逐渐得到解决。

二、精准医学在糖尿病足诊治中的应用

精准医学的概念是由美国国家科学研究委员会于2011年首次提出。精准医学是通过整合每个个体的分子信息和临床数据，为更精确的疾病分子分类提供支撑，提高疾病诊断与治疗的效益，最终实现对特定患者的特种疾病的个体化治疗。具体为利用基因组、转录组、蛋白组、代谢组等组学技术和生物医学前沿技术，对大样本人群与特定疾病类型进行

第六章 糖尿病足

生物标记物的分析与鉴定、验证与应用，从而精确寻找疾病的原因和治疗的靶点，并对一种疾病的不同状态和过程进行精确亚型分类，最终实现对疾病和特定患者进行个体化精准诊疗，提高疾病诊治与预防效益。当前糖尿病足的诊治主要基于临床表现及辅助检查，但一些临床表现及检查相同的疾病，经过相同临床治疗的效果并不相同，提示现有糖尿病足诊疗远未达到个体化水平。糖尿病足精准医学应当深入研究个体差异对糖尿病足发生、发展的影响，从而实现个体化疾病的"精准预防"与'精准诊治"。

目前基因组学的蓬勃发展使糖尿病基因治疗找到了新的出路。柜信通过对胰岛素基因的调控及基因的转染手段两大重要问题的解决，基因治疗糖尿病一定会有光明的未来。与传统糖尿病足诊治模式相比，糖尿病足精准医学旨在把人们对糖尿病足病机制的认识与生物大数据及信息科学整合交叉，并进行精确的分类，为糖尿病足患者提供更具针对性和有效性的防治措施，既有生物大数据的整合性，也有个体化疾病诊治的针对性和实时检测的先进性。我们有理由相信，糖尿病足精准医学将带来一场新的医疗革命，并深刻影响未来的医疗模式。

（缪　萍）